Ariane Willikonsky

ÜBUNGEN FÜR DEN LAUT »CH1«

Lautdifferenzierung
Lautanbahnung
Lautstabilisierung

FON
FACHVERLAG

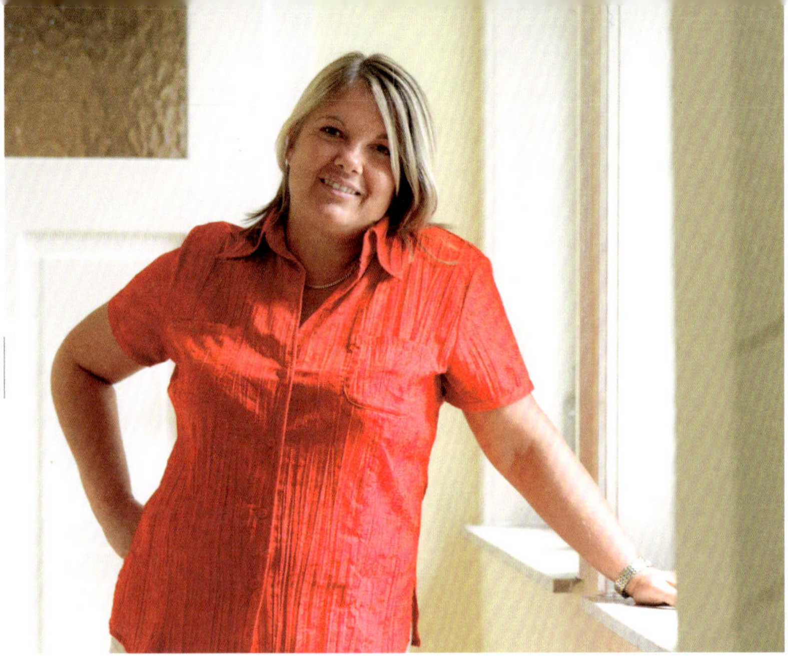

Liebe Eltern, liebe ErzieherInnen, liebe TherapeutInnen,

die Bildung des Lautes CH1 (Ich-Laut) bereitet vielen Kindern im Vorschulalter noch Probleme. Es rutscht Ihnen bei der Lautbildung die Zunge zwischen die Zähne oder sie ersetzen ihn z.B. durch den Laut S.

Die vorliegende Übungsmappe soll den Kindern den Erwerb des Lautes CH1 spielerisch erleichtern. Die Übungen eignen sich zum Einsatz in der Sprachtherapie, im Kindergarten, z.B. im Vorschulunterricht oder zur Unterstützung des Lese- und Schreiberwerbs in der Grundschule. Sie sind aber leicht umsetzbar und können daher auch Zuhause den Lauterwerb unterstützen. Keinesfalls können sie jedoch bei einer Sprachentwicklungsverzögerung eine logopädische Behandlung ersetzen sondern diese allenfalls ergänzen.

Dies ist ein praktisches Übungsheft für Kinder, daher habe ich auf Fachtermini verzichtet. Die wichtigsten Hinweise für Eltern, Pädagogen und Therapeuten finden Sie aber in Kurzform jeweils unterhalb der Übung bei der Zielangabe.

Bei Fragen und Anliegen, können Sie sich jederzeit auch persönlich an mich wenden.

Ich wünsche allen Kindern viel Freude beim Spielen und allen Eltern, LehrerInnen, ErzieherInnen und TherapeutInnen einen großen Lehrerfolg. Das vorliegende Arbeitsmaterial möge Sie in Ihrer Arbeit unterstützen.

Herzliche Grüße
Ariane Willikonsky

Die Autorin ist wie folgt erreichbar:

FON Institut
Marktplatz 3
70372 Stuttgart
Telefon: 0711 8826888
www.foninstitut.de
info@foninstitut.de

Inhalt

Informationen zur CH-Lautbildung

Die Artikulation des Konsonanten **CH1** bereitet Kindern im Vorschulalter häufig noch Probleme. In der Fachsprache wird diese Schwierigkeit bei der Lautbildung Chitismus genannt. Der Laut CH1 wird hierbei häufig durch S ersetzt.

Beispiele:

1. Auslassungen
i statt ich

2. Lautvertauschung
Is statt ich

3. Fehlbildungen
ith statt ich

Bis zum 4. Lebensjahr entspricht dies der ganz normalen Sprachentwicklung und ist kein Anlass zur Beunruhigung. Wichtig ist zu diesem Zeit nur, dass das Kind in der Lage ist, den Laut **CH1** von anderen Lauten z.B. dem S zu unterscheiden. Bis zum 5. Lebensjahr sollte das Kind dann in der Lage sein, den Laut fehlerfrei auszusprechen. Es sollte daher ein Logopäde hinzugezogen werden, wenn Probleme bei der Lautdifferenzierung auftreten, oder das Kind den Laut **CH1** mit 4,5 Jahren noch fehlbildet.

Aufbau der Übungsmappe

Die Spiele und Übungen sind chronologisch aufgebaut. Begonnen wird mit der Identifizierung und Erkennung des Lautes im Wort, dann wird an der Differenzierung zu anderen Lauten gearbeitet. Im Anschluss daran finden Sie Übungen zur Lautanbahnung. Die Stabilisierung erfolgt von der Laut- zur Wortebene Hierbei haben wir auch Worte mit der Endung -ig einbezogen, da diese als /-ich/ ausgesprochen werden. Nun wird an der Übertragung der korrekten Lautbildung auf die Satzebene bis hin zur Textebene gearbeitet. Letztlich erfolgt dann durch alltagsbezogenes Üben der Transfer der korrekten Lautbildung in die Spontansprache.

Kleiner CH1-Test

Übungsanleitung

Bitte sage mir, was du auf den Bildern siehst.

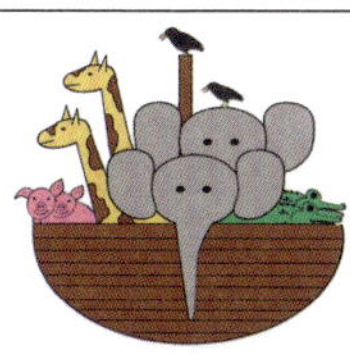
Arche

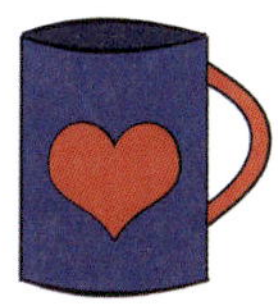
Becher

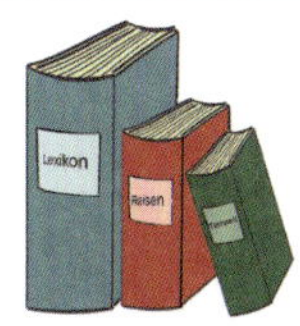
Bücher

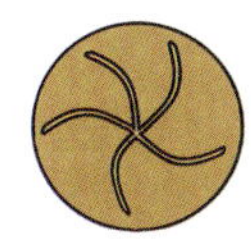
Brötchen

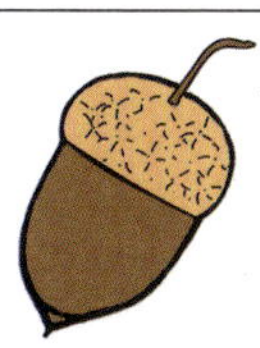
Eichel

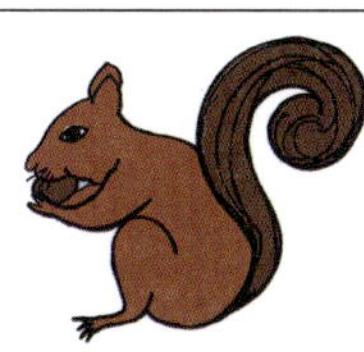
Eichhörnchen

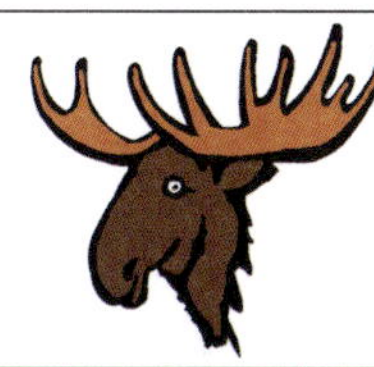
Elch

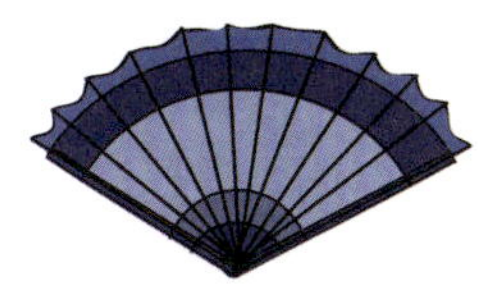
Fächer

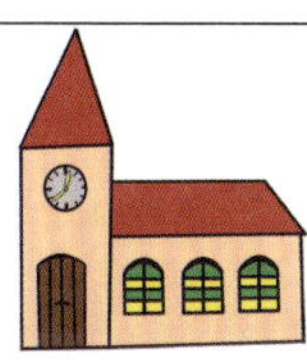
Kirche

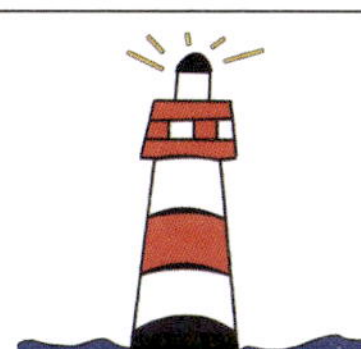
Leuchtturm

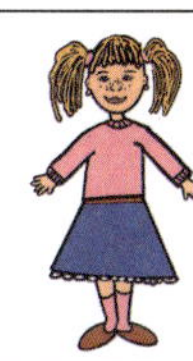
Mädchen

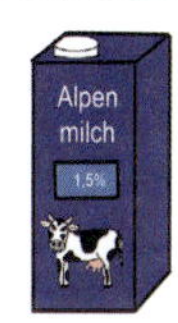

Milch

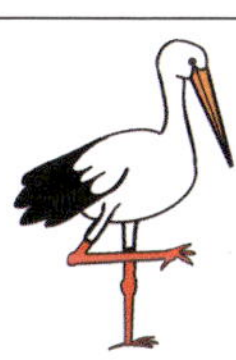
Storch

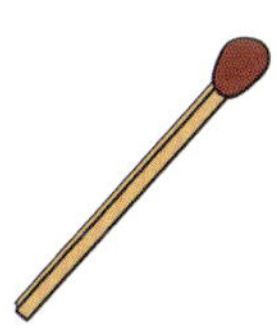
Streichholz

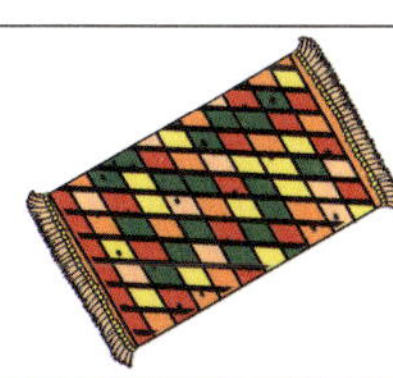
Teppich

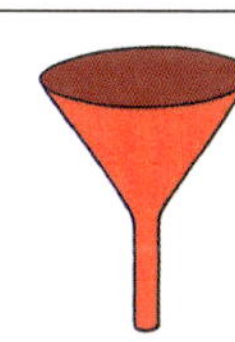
Trichter

Übungsziel

Der kleine **CH1**-Test soll Ihnen zeigen ob und wann das Kind Schwierigkeiten mit der **CH1**-Bildung hat.

CH1-Hörgeschichte

Übungsanleitung

Das ist das Wichtelmännchen Michi. Er ist sehr fröhlich und kichert ständig: **chchch**. Ich lese dir nun eine Geschichte vor.

Michi liebt das CH

Hallo, ich bin Michi, ein Wichtel. Vielleicht hast du schon einmal von uns Wichteln gehört. Wir wohnen hinter den Bergen im Wichtelwald. Ich mag gerne den Laut **CH**. Denn er steckt in meinem Namen M-I-**CH**-I. Meine liebsten Wichtelfreunde haben ein **CH** im Namen. Da gibt es den lustigen Wul**ch**i, den schlauen Mi**ch**a und den frechen Strol**ch**i, der gerne Strei**ch**e spielt. Außerdem wohnt die Kicherhexe Chichi bei uns, die immer kichert **ch**i**ch**i**ch**i. Kannnst du auch ein **CH** machen? Versuche es einmal.

Übungsziel

Ziel dieser Übung ist die Lautwahrnehmung. Das Kind lernt den Laut **CH1** als Phänomen kennen. Lesen Sie dem Kind die Geschichte vor und betonen Sie dabei ganz besonders das **CH1**. Das Kind darf den Laut auch einmal ausprobieren. Es geht hier aber noch nicht um eine korrekte Aussprache, daher korrigieren Sie bei dieser Übung bitte nicht.

Michi und seine Freunde

Übungsanleitung

Im Wichtelwald wohnen Michi und seine Freunde. Alle Wichtel, die Freunde von Michi sind, erkennst du daran, dass sie ein **CH** im Namen haben. Ich lese dir nun die Namen der Wichtel unten vor und du sagst mir ob du ein **CH** im Namen hörst oder nicht.

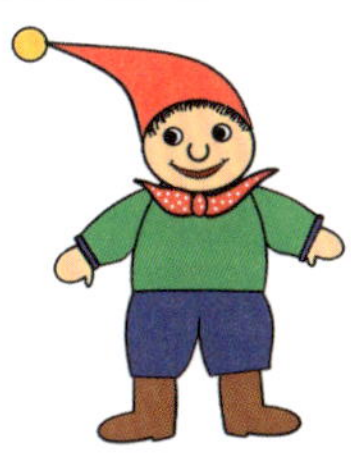

Michi

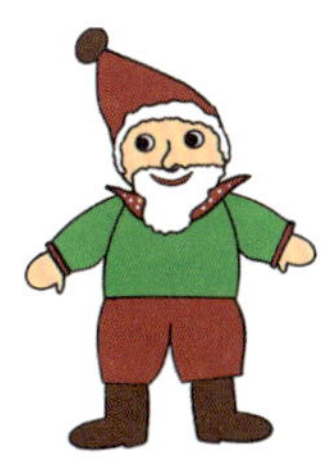

Wulchi

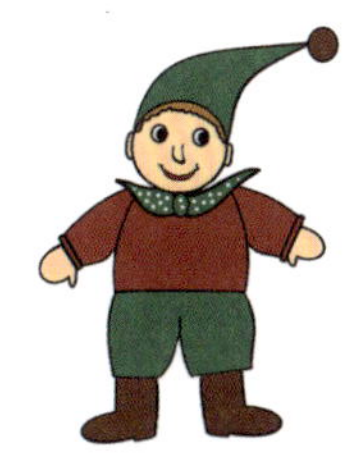

Micha

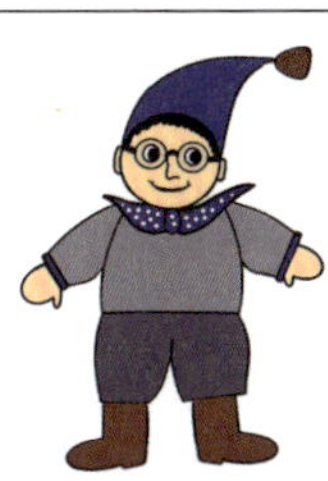

Maxi

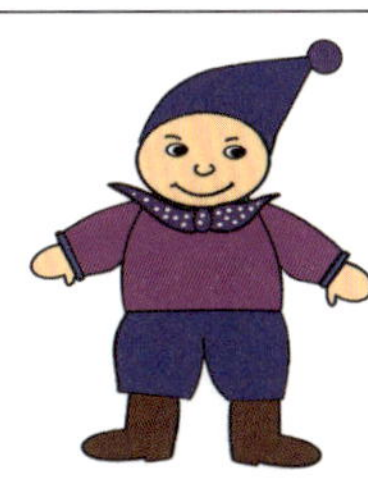

Mucki

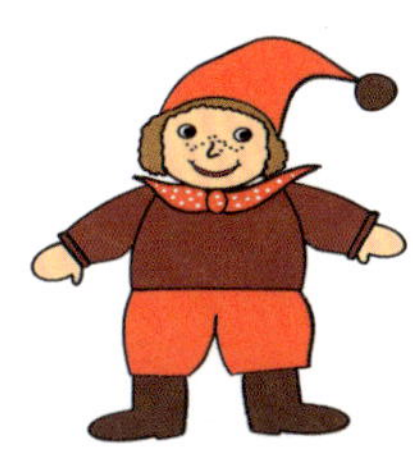

Strolchi

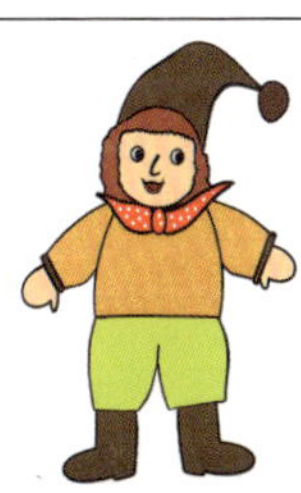

Lurchi

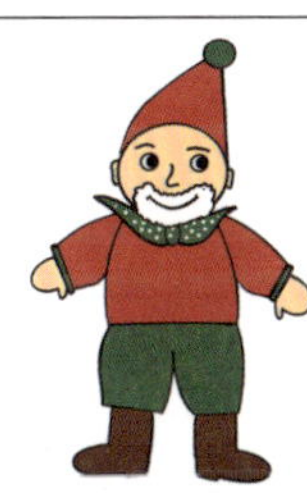

Mecki

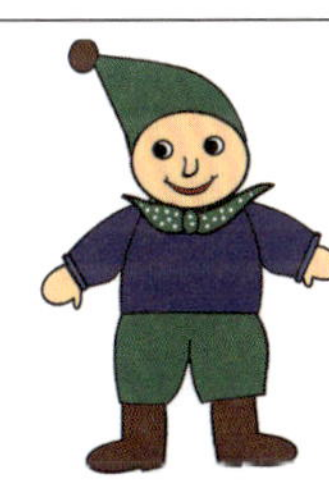

Erich

Übungsziel

Das Ziel dieser Übung ist die Erkennung des Lautes **CH1** in Nichtwörtern.
Sprechen Sie beim Lesen der Namen ein sehr deutliches **CH1**.

Gleich oder ähnlich?

Übungsanleitung

Ich lese dir nun immer zwei Worte vor und sagst mir ob sie ganz gleich sind oder du einen Unterschied hörst. Wenn die Wörter ganz gleich sind, zeigst du auf Michi und wenn du einen Unterscheid hörst auf das Bild von Michis Freund.

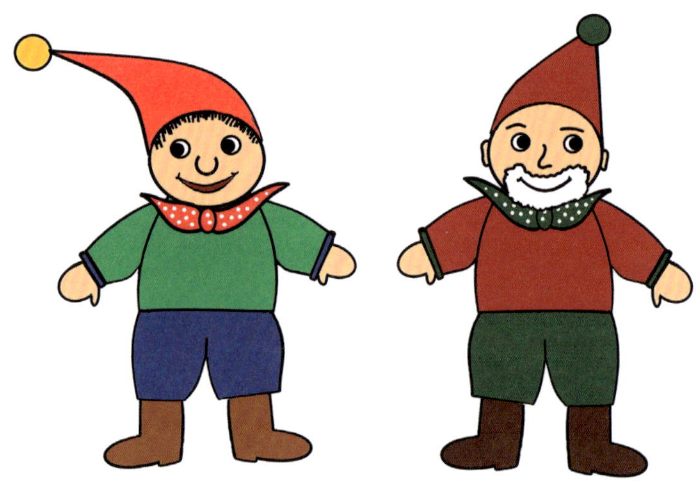

Eichel – eitel Elche – Else Elche – Elche Fichte – Finte	Flüche – Flüsse Gericht – gerinnt schlecht – schleckt Kirche – Kirche	Kirche – Kirsche Licht – List Rechen – Recken Rechen – Rechen	Reich – Reis Schläuche – Schleuse Teich – Teich Schlicht – schließt
Teich – Teig weich – weiß Zeichen – zeigen Zeichen – Zeichen	Wicht – Wicht Wicht – Wind Becher – besser Fächer – Fässer	Bleich – Blei Scheich – Schein Scheich – Scheich Weiche – Weiche	Weise – Weiche Weite – Weiche Reisen – reichen Reichen – reissen
Brüche – Brüste Fürchten – fürchten Fürchten – Fürsten stechen – stecken	Stich – Stil Diether – Dichter Gericht – Gerücht Wirt – Wicht	Zeichen – zeichne Küche – Küste Küche – Küche Gleich – gleich	Gleis – Gleich Leiche – Leiste Milch – mild nisten – Nichten

Übungsziel

Ziel dieser Übung ist die Lautidentifizierung und die Lautdifferenzierung.
Das Kind lernt den Laut **CH1** zu erkennen und von anderen Lauten zu unterscheiden.
Es handelt sich um sehr ähnlich klingende Minimalpaare insbesondere S-**CH1**, da diese Vertauschung am häufigsten vorkommt.

Hörst du das CH?

Übungsanleitung

Bitte benenne die Bilder und ziehe einen Kreis um alle Dinge, die ein **CH** enthalten.

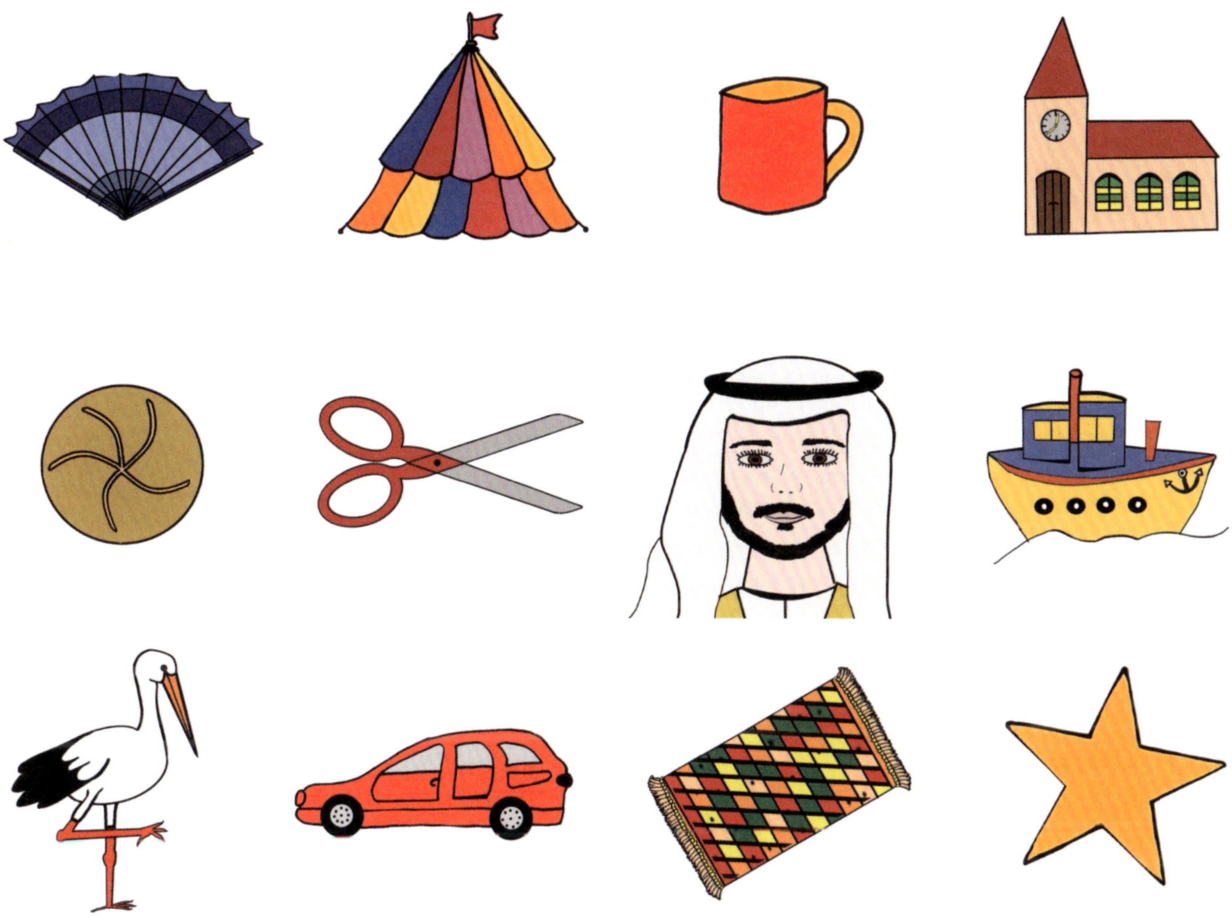

Übungsziel

Die Übung zeigt, ob es dem Kind gelingt das **CH1** heraus zu hören.
Übungsworte: Fächer, Zirkuszelt, Becher, Kirche, Brötchen, Schere, Scheich, Schiff, Storch, Auto, Teppich, Stern

Die Geschichte von den tüchtigen Heinzelmännchen

Übungsanleitung

Ich lese dir die Geschichte von den tüchtigen Heinzelmännchen vor.
Du sollst immer ganz laut klatschen, wenn du ein **CH** hörst.

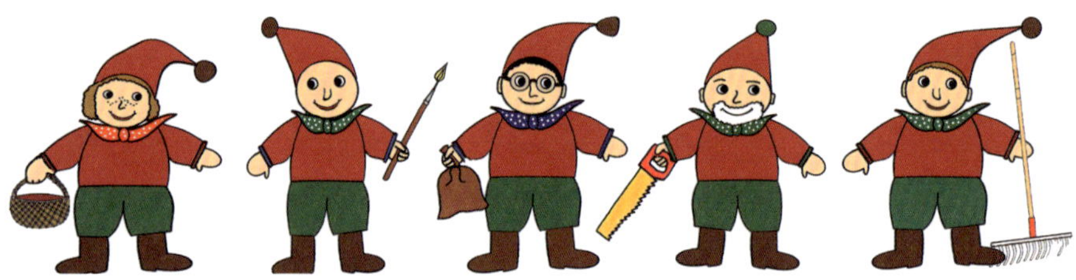

Vor langer Zeit lebte ein sehr tü**ch**tiges, segensrei**ch**es Wi**ch**tel-Völk**ch**en. Die kleinen Wi**ch**tel nannte man Heinzelmänn**ch**en, sie waren außerordentli**ch** fleiß**ig**. Sie schli**ch**en si**ch** nachts in die unbeleu**ch**teten Häuser um die Arbeit zu verri**ch**ten, die übr**ig** geblieben war. Die Menschen legten si**ch** hin und pflegten si**ch**, die Heinzelmänn**ch**en indes regten si**ch** und machten eifr**ig** und sorgfält**ig** ganz heimli**ch** alle Arbeit fertig. Doch die Ehefrau des Schneiders war sehr neugier**ig** und streute Erbsen auf die Treppe, weil sie sehen wollte, wie die Wi**ch**tel aussehen. Als die Heinzelmänn**ch**en si**ch** in dieser Nacht wieder vorsi**ch**t**ig** ins Haus schli**ch**en, rutschten sie auf den Erbsen aus und fielen mit lautem Krach die Treppen hinunter. Das war natürli**ch** wirkli**ch** ni**ch**t höfli**ch** sondern scheußli**ch** gemein und darum kamen die Heinzelmänn**ch**en von nun an ni**ch**t mehr zu den Menschen. Alle Leute mussten ihre Arbeiten nun selbst tun. Da waren die Menschen sehr ärgerli**ch** und schimpften für**ch**terli**ch** mit der Schreinersfrau. Aber so viel die weinerli**ch**e Schreinersfrau auch bittete und bettelte, die Heinzelmänn**ch**en kamen nie wieder.

Übungsziel

Ziel dieser Übung ist die Lautidentifikation. Das Kind lernt den Laut aus der Sprache herauszuhören. Lesen Sie dem Kind hierfür die Geschichte vor und sprechen Sie dabei jedes **CH1** ganz laut und deutlich.
Hinweis: -ig wird am Wortende -ich gesprochen

Wo hörst du das CH?

Übungsanleitung

Ich spreche dir nun einige Worte vor. Du sagst mir wo du ein **CH** gehört hast, in der Mitte oder am Ende des Wortes. Wenn du dir sicher bist, darfst du ein Kreuzchen an die entsprechende Stelle unter das Bild setzen.

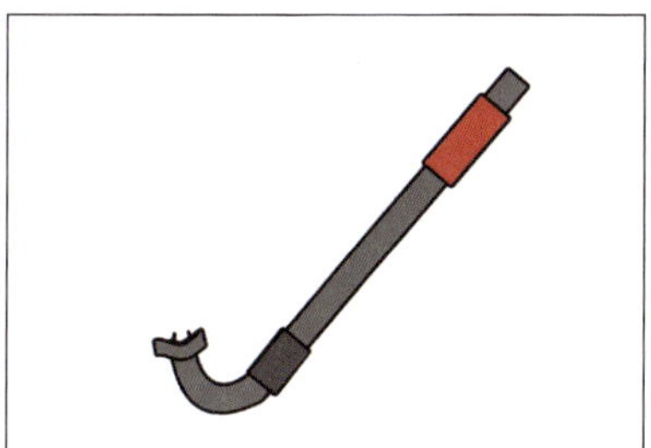
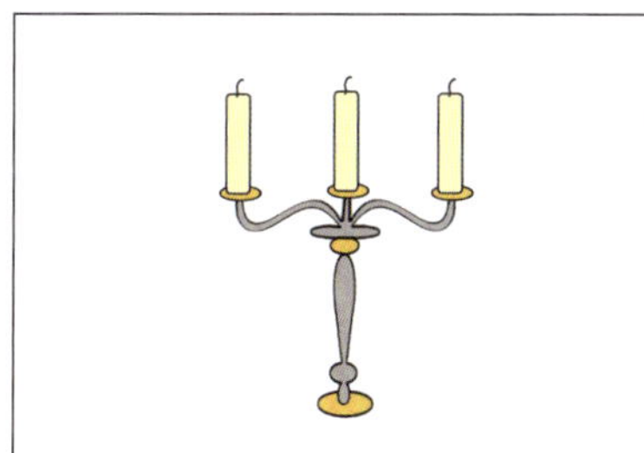
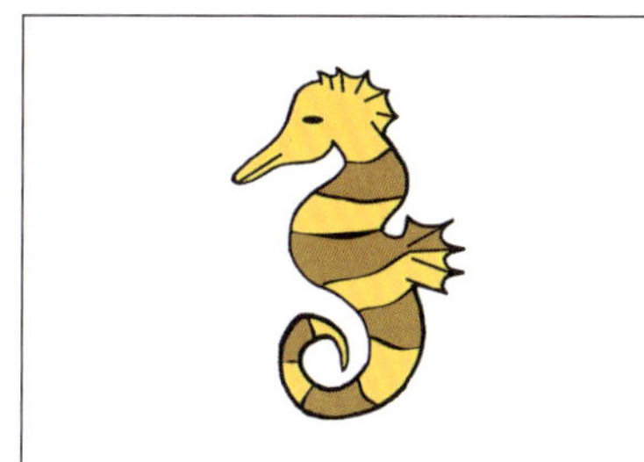
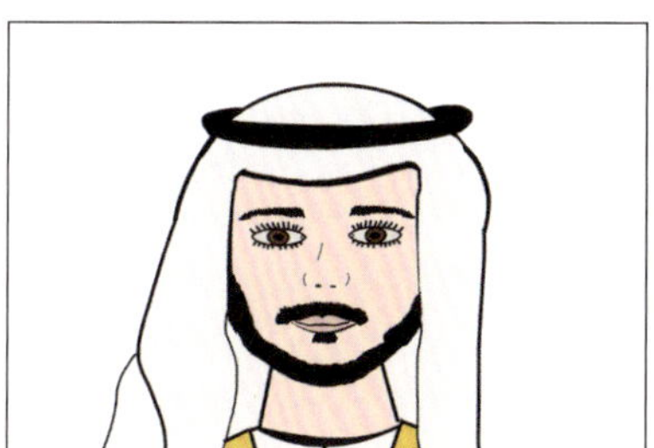
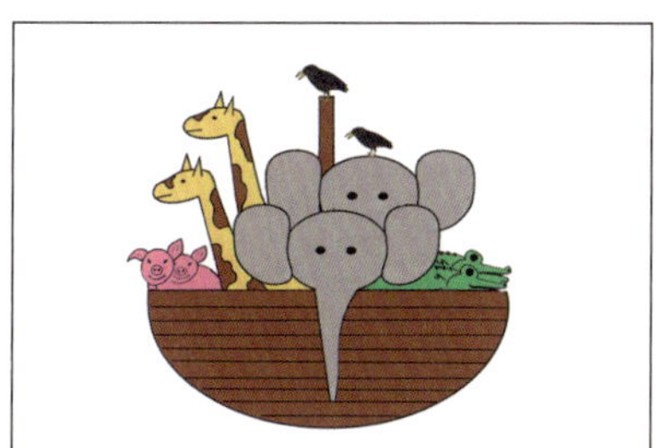
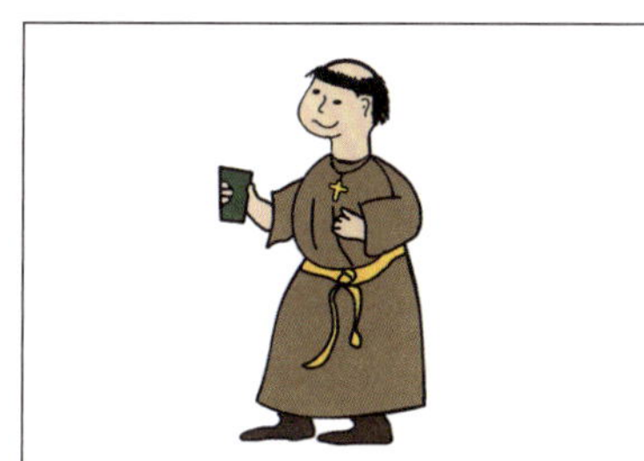
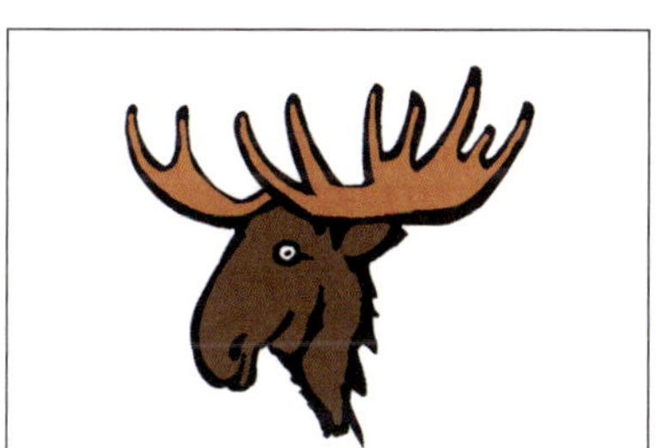
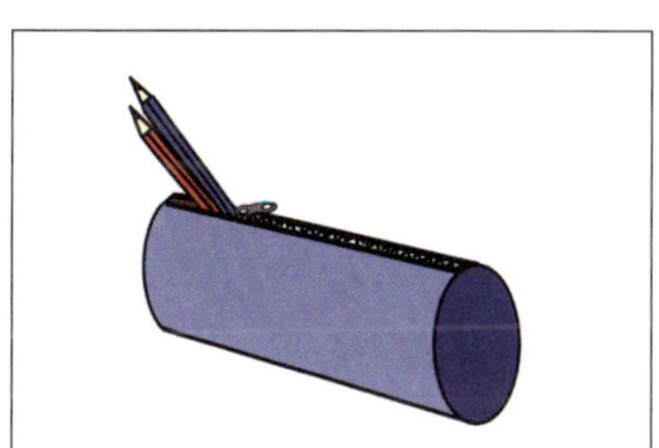
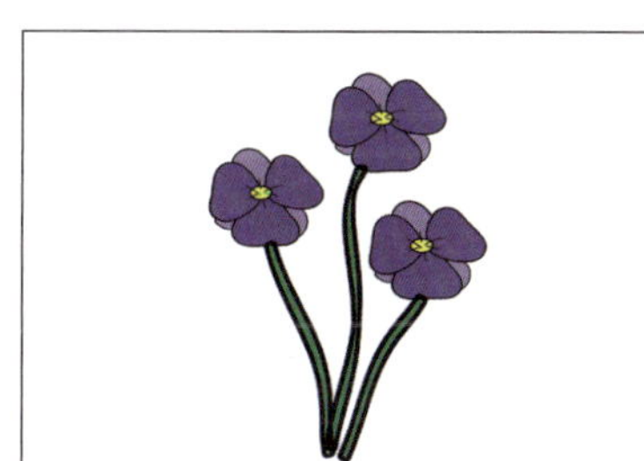

Übungsziel

Das Ziel dieser Übung ist die Lautanalyse. Die Übung zeigt, ob es dem Kind gelingt zu hören, an welcher Stelle in einem Wort es den Laut **CH1** hört.
Übungsworte: Schnorchel, Leuchter, Seepferdchen, Scheich, Arche, Mönch, Elch, Mäppchen, Veillchen

Verdeckt!

Übungsanleitung

Schneide oder falte ein Stück Papier zu einem Rechteck. Ein Mitspieler bekommt dieses Rechteck. Die anderen Mitspieler machen die Augen zu. Der Spieler der an der Reihe ist, legt nun das Rechteck und deckt eines der unten gezeigten Bilder ab und ruft **„verdeckt“.** Nun dürfen die anderen die Augen wieder öffnen. Wer als erster errät, welches Bild verdeckt wurde, darf es benennen und bekommt einen Punkt. Sieger ist, wer am meisten Punkte hat.

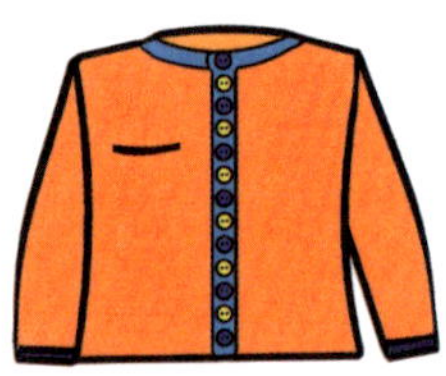

Jacke

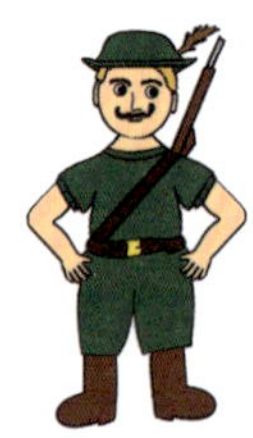

Jäger

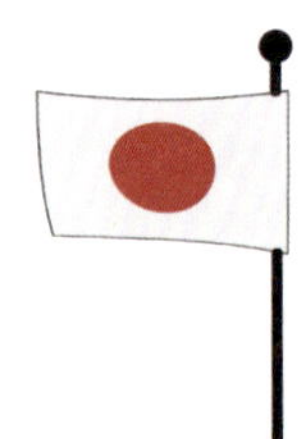

Japan

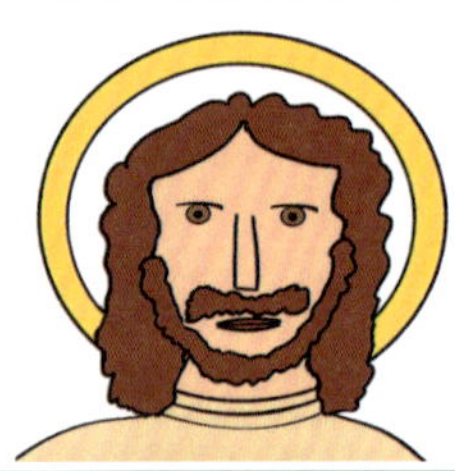

Jesus

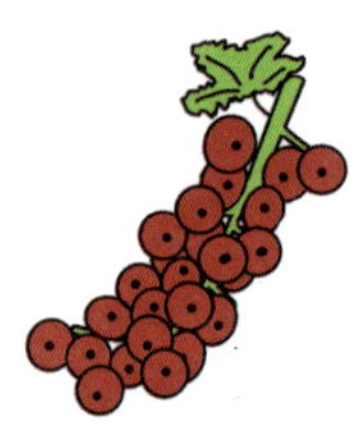

Johannisbeere

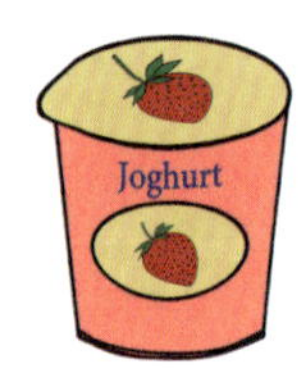

Joghurt

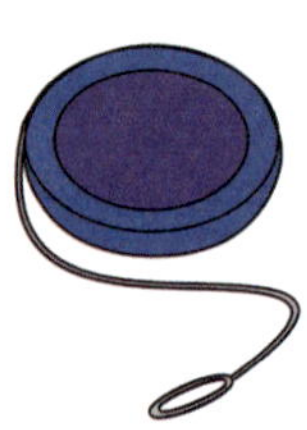

Jojo

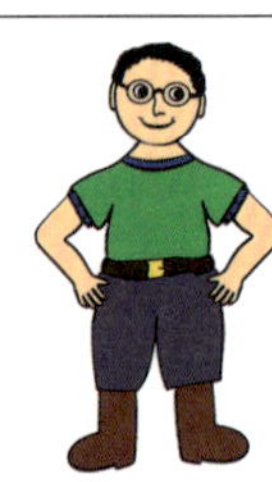

Junge

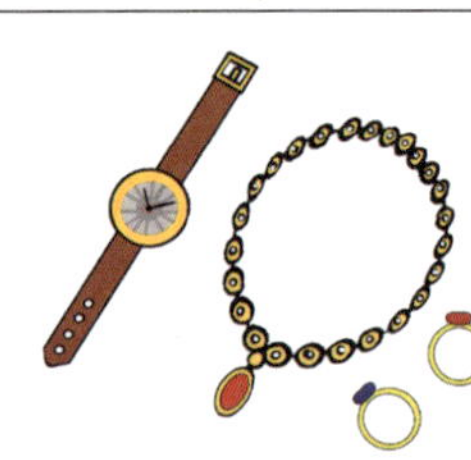

Juwelen

Übungsziel

Ziel dieser Übung ist die Anbahnung des Lautes **CH1**.
Die Lautbildung des **J** entspricht im Hinblick auf die Mundmotorik der Lautbildung des **CH1** (Ich-Laut).

Mundmotorik mit Michi
Lippen- und Zungenübungen

Übungsanleitung

Michi kann tolle Grimassen machen. Kannst du das auch? Probiere es einmal.

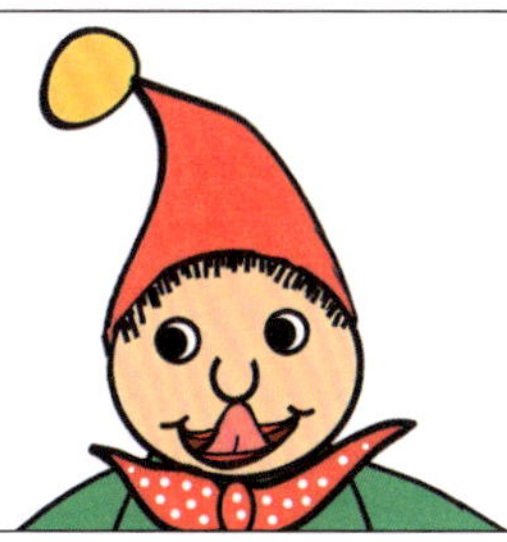
Zunge zur Nase

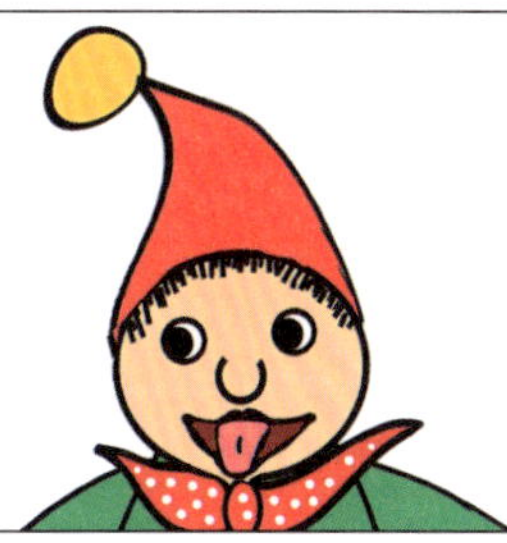
Zunge zum Kinn

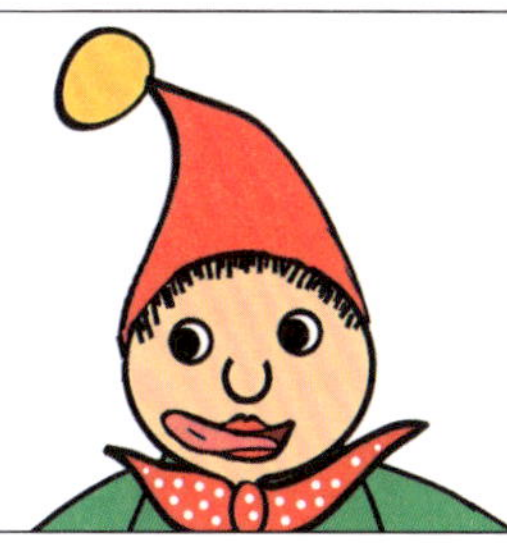
Zunge zum linken Ohr

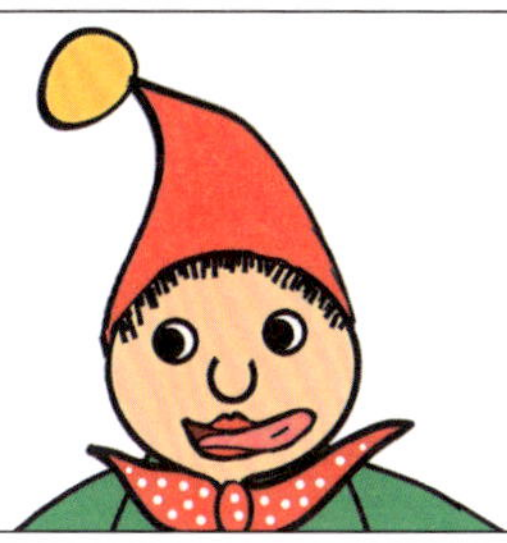
Zunge zum rechten Ohr

Zunge rausstrecken

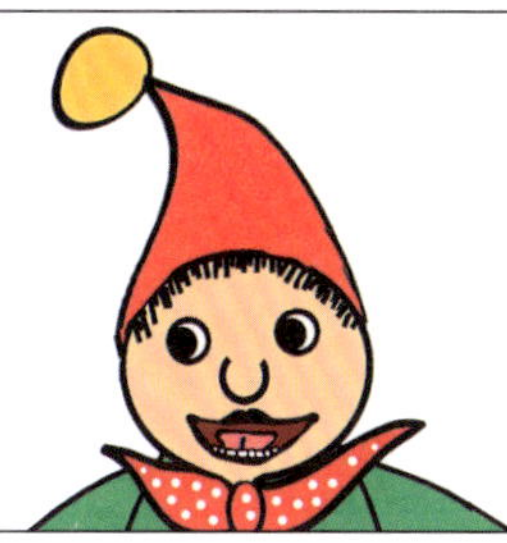
Zunge hinter die unteren Zähne legen

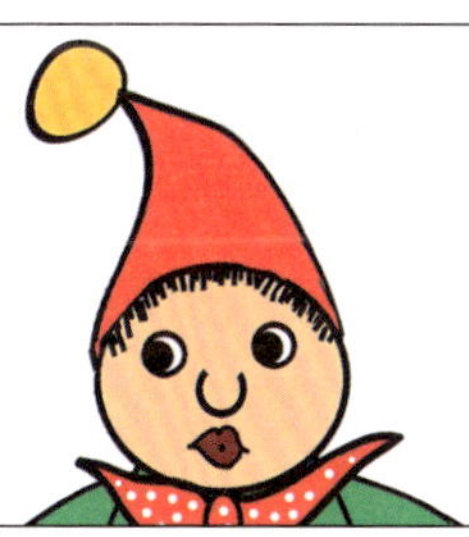
Lippen spitzen

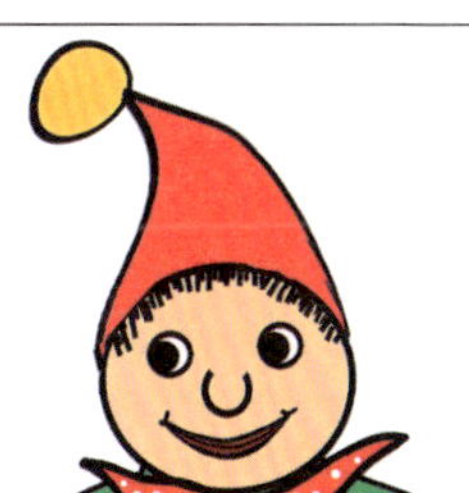
Lippen breit ziehen

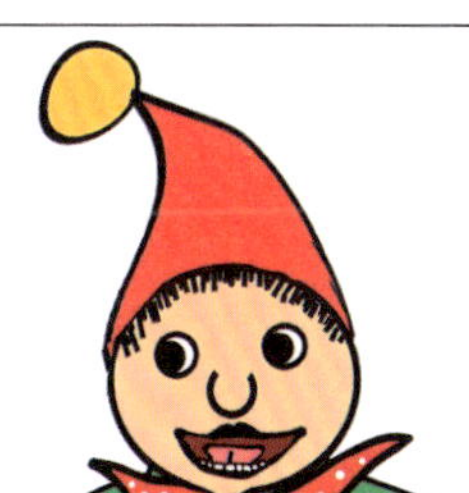
Zunge unten, Lippen breit ziehen und CH sagen

Übungsziel

Lautvorbereitung über mundmotorische Übungen.
Für die Bildung des **CH1** sollte das Kind insbesondere sicher in der Lage sein, die Zunge unten hinter den Zähne zu lassen und die Lippen breit zu lassen.

Kicherhexe Chichi

Übungsanleitung

Das ist die fröhliche Hexe Chichi, die den ganzen Tag kichert. Kannst du auch so kichern „chichichi“? Für jedes Kichern darfst du einen Flicken auch Chichis Kittel anmalen.

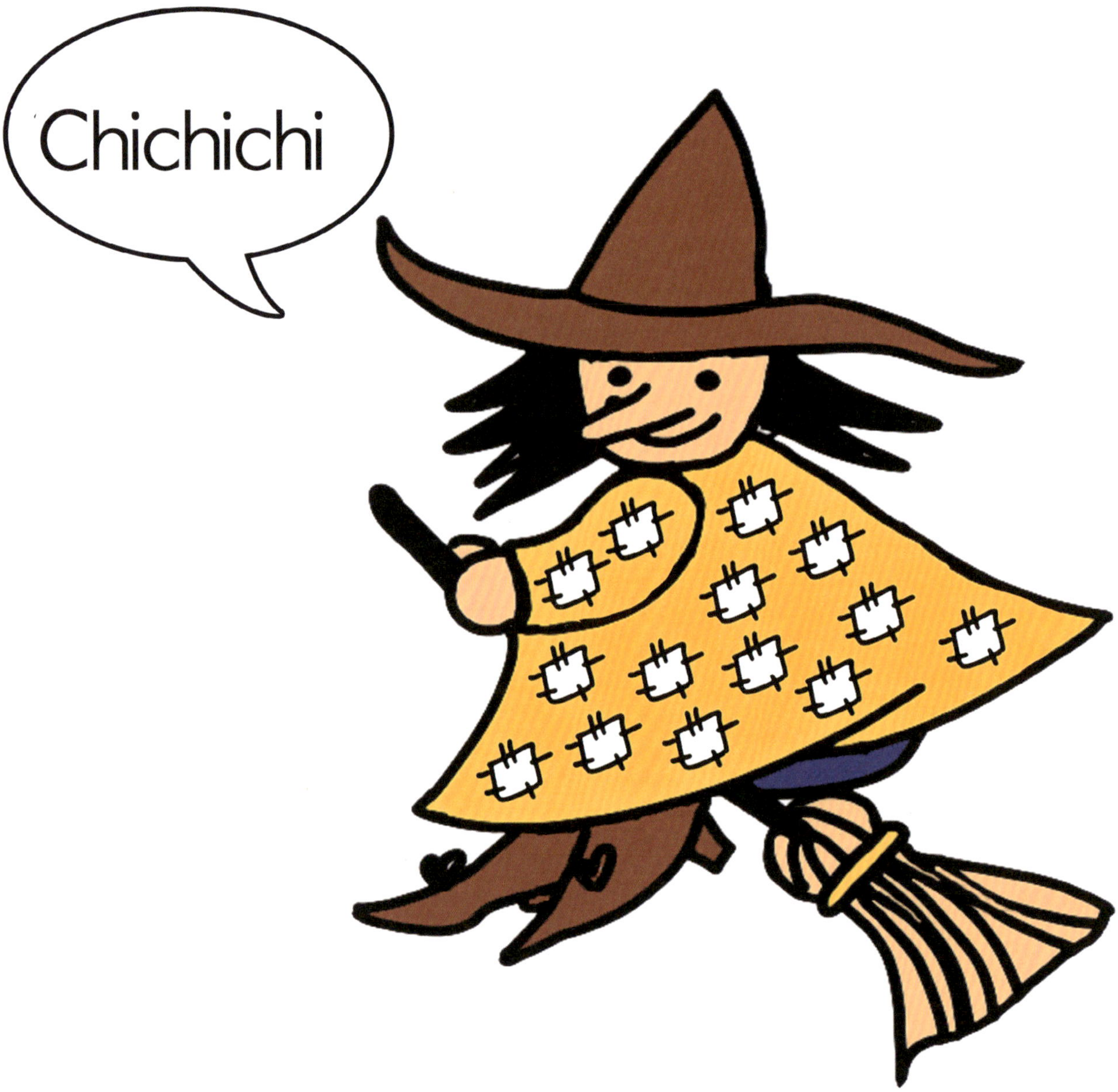

Übungsziel

Ziel dieser Übung ist die Lautstabilisierung auf Lautebene. Die Nachahmung eines Geräusches fällt Kindern oft leichter als die direkte Lautbildung.

Wichtel-Papas Bart

Übungsanleitung

Der Wichtel-Papa hat einen langen Bart.
Für jedes richtige **CH**, das du sagst, darfst du ihm ein Barthaar malen.

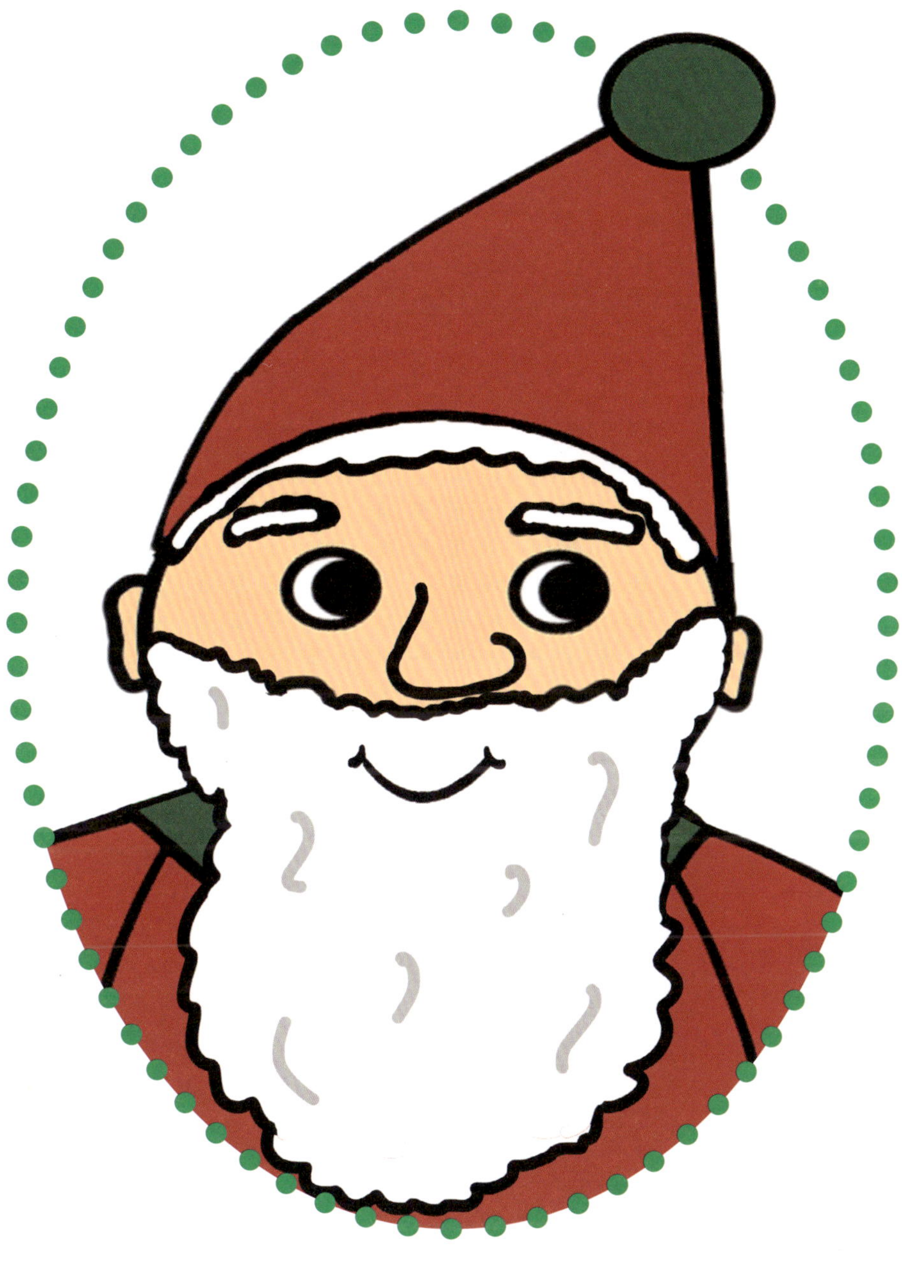

Übungsziel

Lautstabilisierung auf Lautebene.

Michi-Spiel

Übungsanleitung

Gespielt wird mit einem Zahlenwürfel. Es wird reihum gewürfelt und über das Spielfeld gezogen. Immer wenn man auf Michi kommt, muss man ein **CH** machen. Wurde richtig artikuliert, darf man ein Feld vor, wurde falsch artikuliert muss man ein Feld zurück. Sieger ist, wer als Erster im Ziel ist.

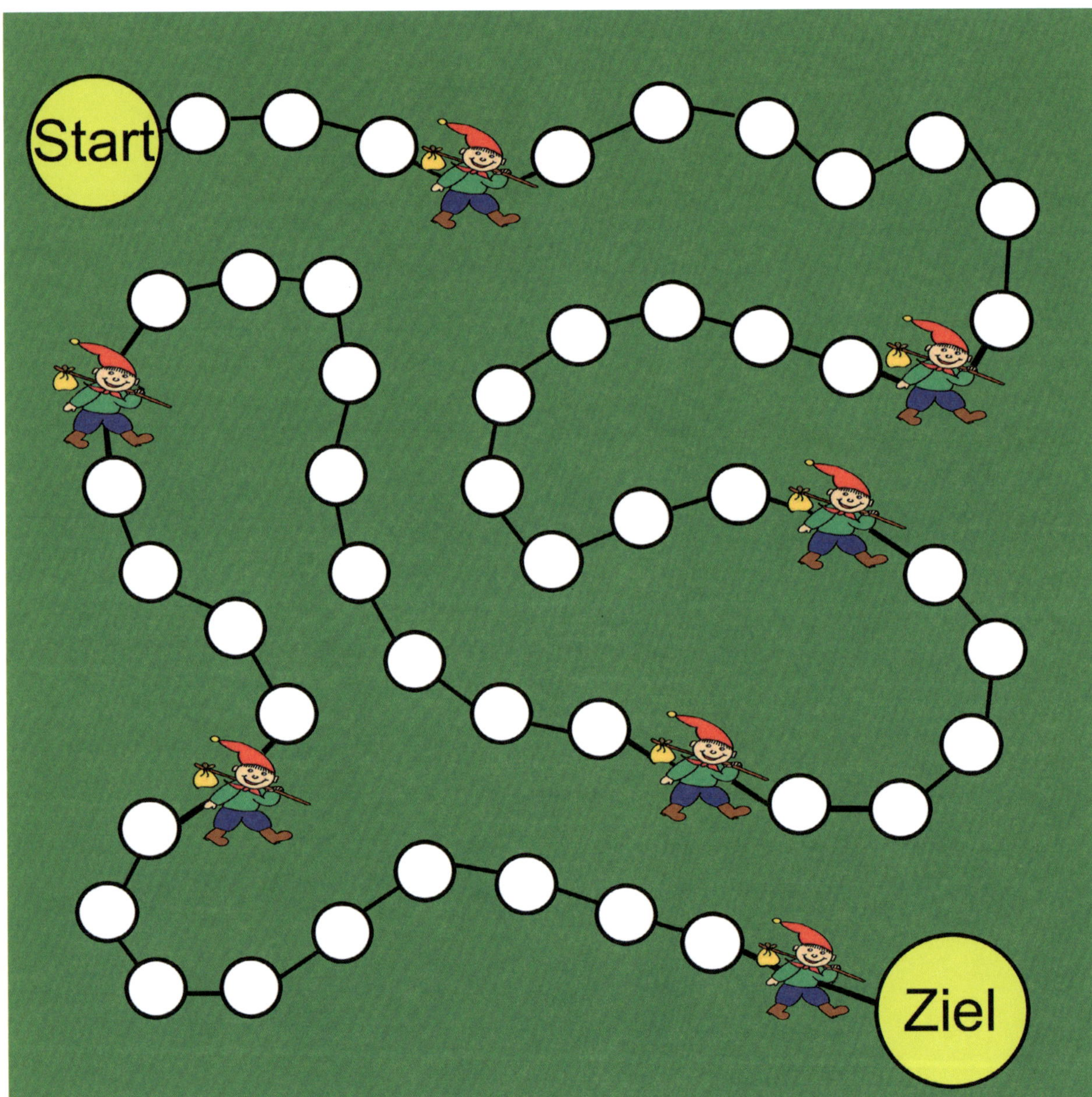

Übungsziel

Ziel dieser Übung ist die Lautstabilisierung auf Lautebene. Auf die korrekte Lautbildung wird in diesem Spiel nur beim Bilden des **CH1**, nicht aber in der Spontansprache geachtet.

Wer hat aus meinem Becherchen getrunken?

Übungsanleitung

Für dieses Spiel brauchst du einen Farbwürfel. Michi trinkt aus jedem Becherchen. Du würfelst mit dem Farbwürfel und fährst mit einem Stift den Weg zum Becher in dieser Farbe nach und sagst dabei laut die jeweilige Silbe, also ich, ech, üch, öch, eich oder euch.

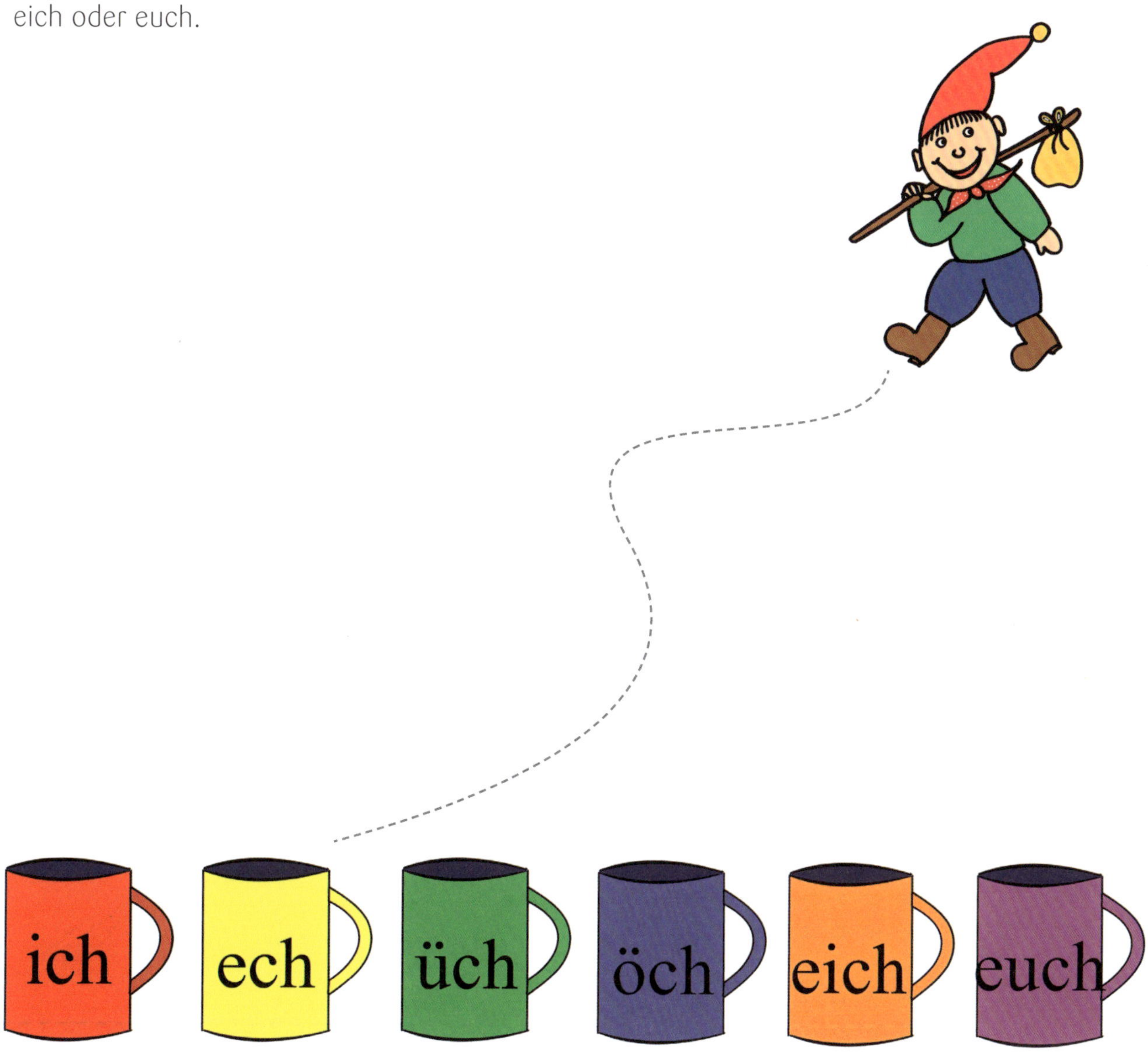

Übungsziel

Stabilisierung des Lautes **-CH1** auf Silbenebene.

richtig oder nicht richtig?

Übungsanleitung

Ich möchte von dir wissen, welche Aussagen richtig und welche nicht richtig sind. Ich lese dir die folgenden Sätze vor und du rufst immer laut: **richtig** oder **nicht richtig.**

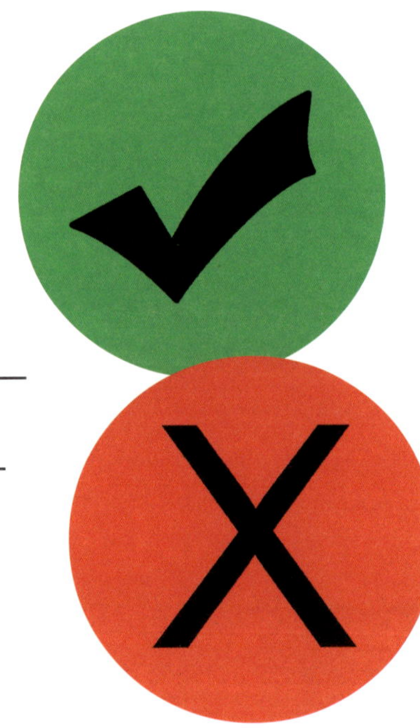

Die Sonne ist heiß ______________________

Der Schnee ist kalt ______________________

Vanilleeis ist braun ______________________

Eine Kerze ist aus Wachs ______________________

Fische haben Schuppen ______________________

Spinnen haben 4 Beine ______________________

Ein Auto hat 4 Räder ______________________

Das Jahr hat 11 Monate ______________________

Menschen haben normalerweise 10 Finger ______________________

Eine Woche hat 7 Tage ______________________

Montag ist der Tag nach Mittwoch ______________________

Übungsziel

Stabilisierung des Lautes **CH1** auf Wortebene (-ig wird im Hochdeutschen -ich gesprochen). Hier können Sie sich natürlich viele weitere Sätze ausdenken.

CH-Bilder-Spiel

Übungsanleitung

Schneide die Kärtchen der Vorlage A aus und anschließend die beiden Bildtafeln B und C. Jeder Spieler bekommt eine Bildtafel. Die Kärtchen werden nun gemischt und in einem Stapel verdeckt auf den Tisch gelegt. Reihum darf nun ein Kärtchen vom Stapel umgedreht werden. Der Spieler, der ein Bild von seiner Tafel entdeckt, ruft schnell, was auf dem Bildchen zu sehen ist. Sieger ist der Mitspieler, der als erster seine Bildtafel füllen kann.

A

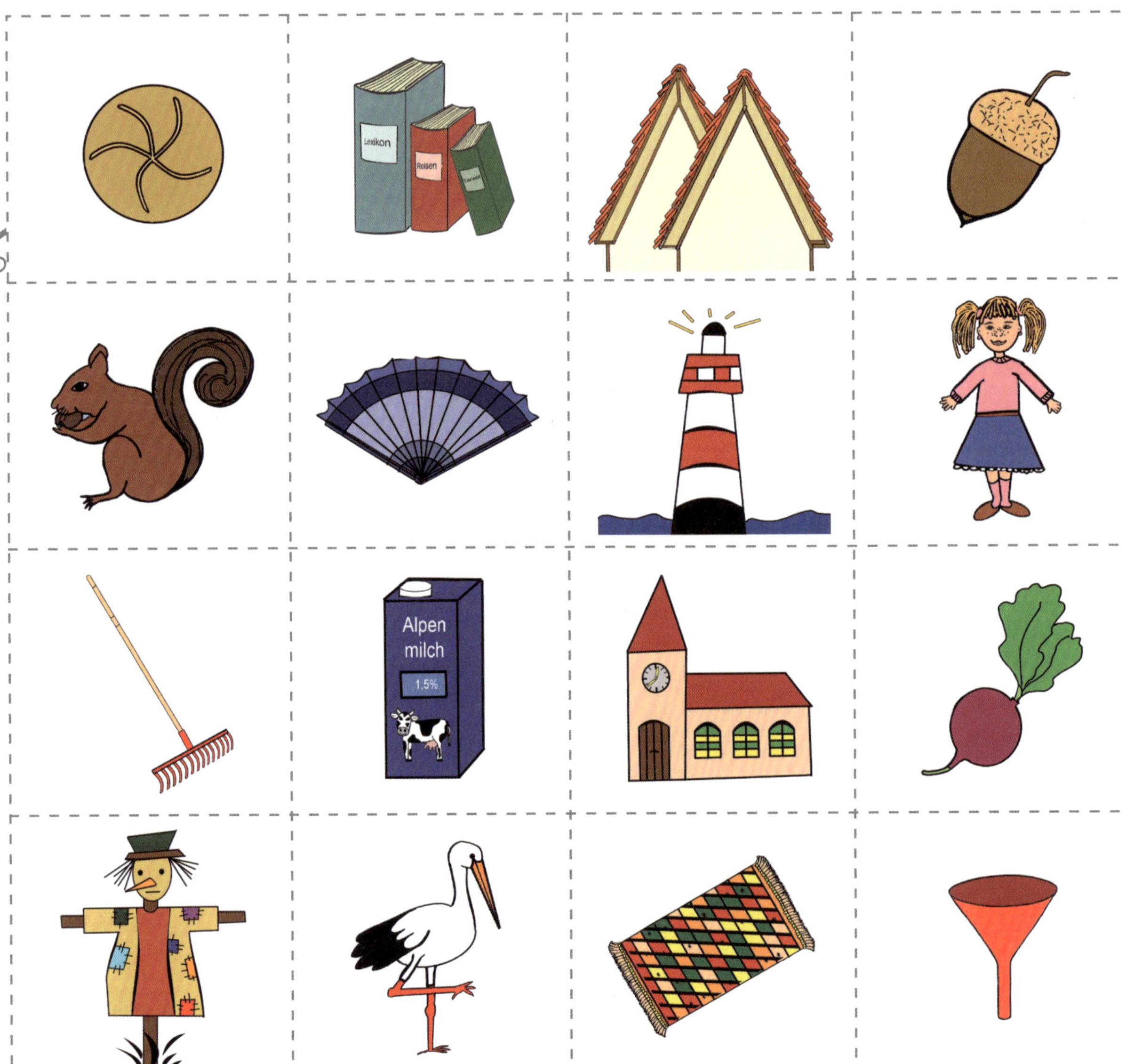

Übungsziel

Stabilisierung des Lautes **CH1** auf Wortebene.
Übungsworte: Brötchen, Bücher, Dächer, Eichel, Eichhörnchen, Fächer, Leuchtturm, Mädchen, Rechen, Milch, Kirche, Radieschen, Vogelscheuche, Storch, Teppich, Trichter

B

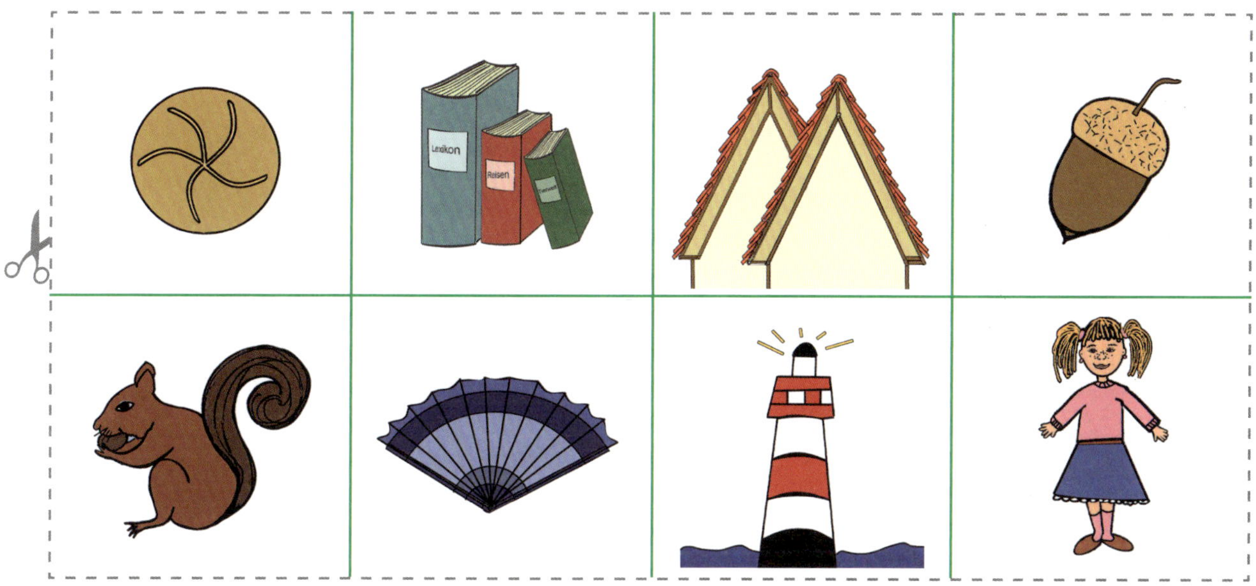

C

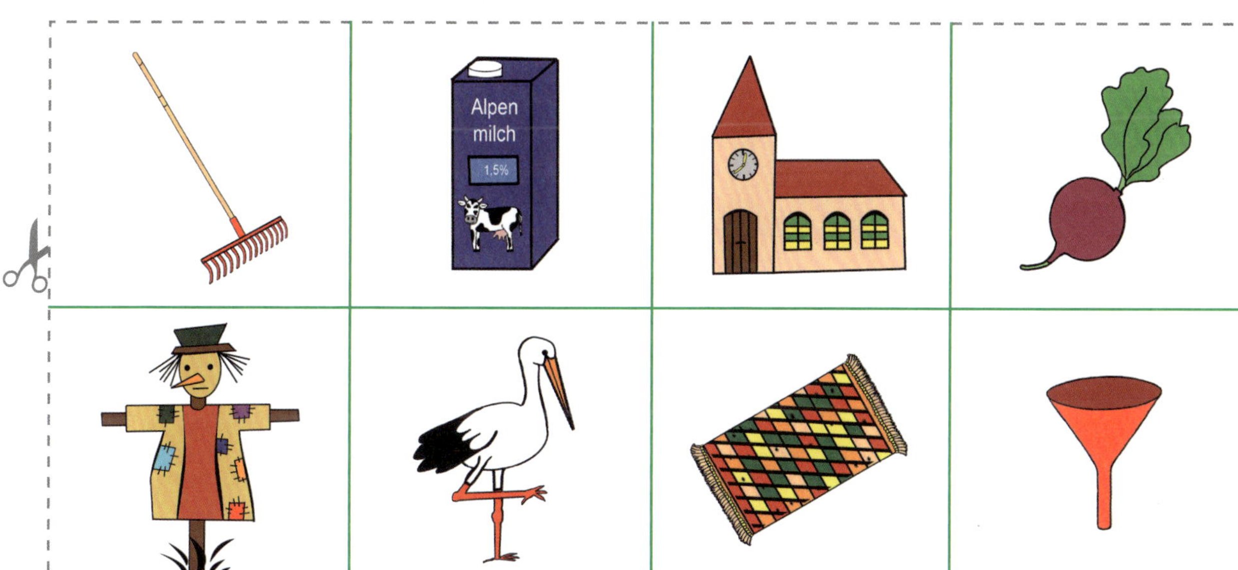

Wichtig oder nicht so wichtig?

Übungsanleitung

Ich möchte von dir wissen, welche Dinge für dich wichtig sind und welche Dinge dir nicht so wichtig sind. Ich lese dir die folgenden Sätze vor und du rufst immer laut: **wichtig** oder **nicht so wichtig.**

Täglich zähne zu putzen ist mir ____________________

Nutella Brote zu essen ist ____________________

Bücher lesen ist mir ____________________

Fußball spielen ist mir ____________________

Spiele spielen ist mir ____________________

Nach draußen gehen ist mir ____________________

Freunde zu haben ist mir ____________________

Hausaufgaben zu machen ist mir ____________________

Einen Witz zu erzählen ist mir ____________________

Nach dem Essen Hände waschen ist mir ____________________

Fernsehen ist mir ____________________

Mit Mama zu kuscheln ist mir ____________________

Im Garten zu helfen ist mir ____________________

Ins Kino zu gehen ist mir ____________________

Puzzles zu machen ist mir ____________________

Zu malen ist mir ____________________

Übungsziel

Stabilisierung des Lautes **CH1** auf Wortebene (-ig wird im Hochdeutschen -ich gesprochen). Hier können Sie sich natürlich viele weitere Sätze ausdenken.

Traurig oder fröhlich?

Übungsanleitung

Ich frage dich nun, welche Dinge dich traurig und welche dich fröhlich machen.
Ich sage dir Begebenheiten und du rufst immer laut: **traurig** oder **fröhlich.**

Übungssätze

Wenn ich etwas geschenkt bekomme, bin ich ...
Wenn mein Hase krank ist, bin ich ...
Wenn ich etwas verloren habe, bin ich ...
Wenn ich Geburtstag habe, bin ich ...
Wenn mit mir geschimpft wird, bin ich ...
Wenn man mich lobt, bin ich ...
Der Spielleiter kann sich natürlich viele weitere Begebenheiten ausdenken.

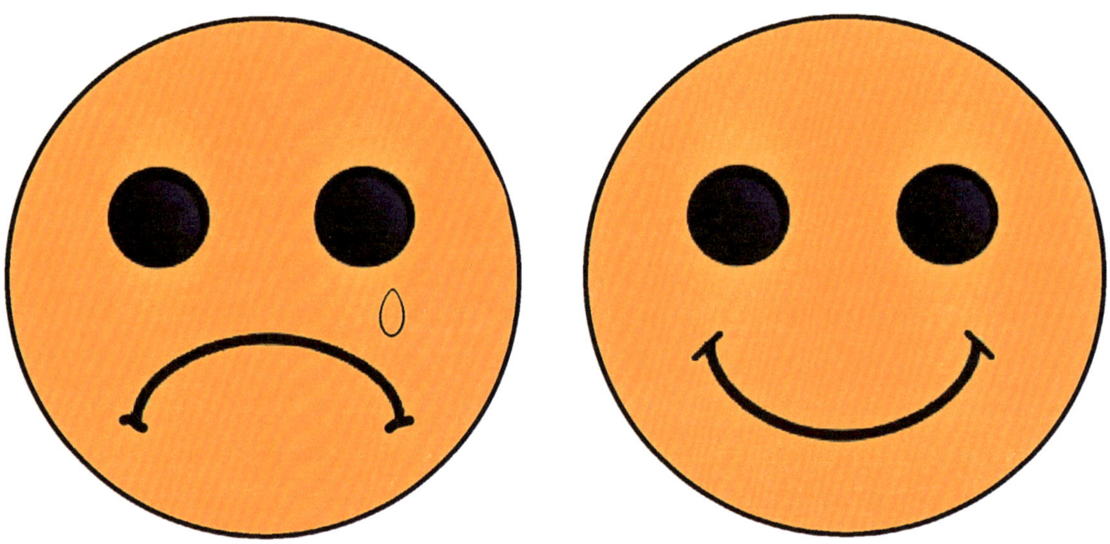

Übungsziel

Stabilisierung des Lautes **CH1** auf Wortebene
(-ig wird Im Hochdeutschen -ich gesprochen).

Michi besucht die Arche
Ergänzungsgeschichte

Übungsanleitung

Ich lese dir nun eine Geschichte vor.
Manchmal kommen statt Worte Bilder, die darfst du „lesen“.

Heute darf  einen Besuch auf der 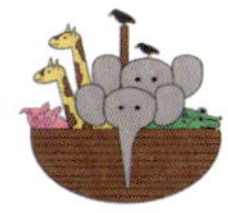 machen. Morgens isst er ganz schnell noch ein 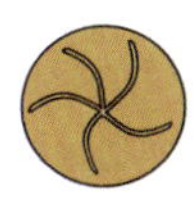 und trinkt einen 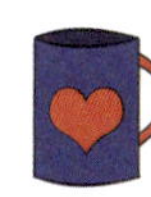 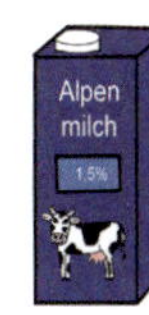

. Dann macht er sich auf dem Weg zum 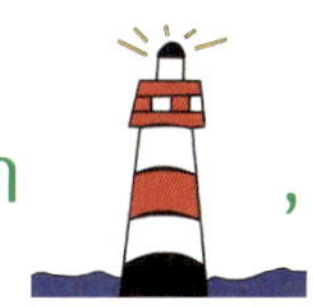, hinter dem die 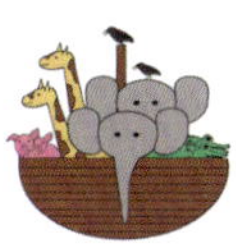 liegt.  ist sehr 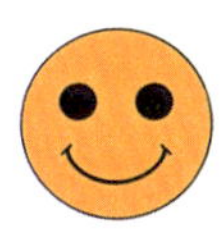, denn er mag Noah und die Tiere sehr gern! Am liebsten das kleine 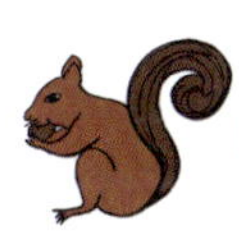 und den 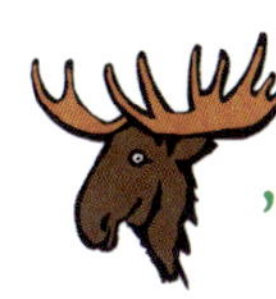, denn der erzählt immer so lustige Geschichten und hat so viele interessante 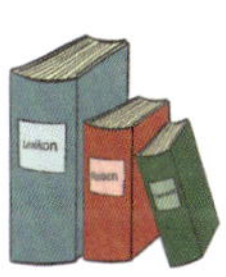. Alle freuen sich als sie  sehen. Sie setzen sich zusammen auf einen bunten 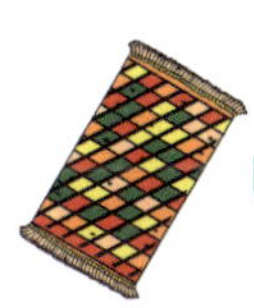 und der 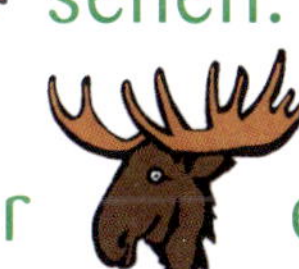 erzählt heute die Geschichte vom 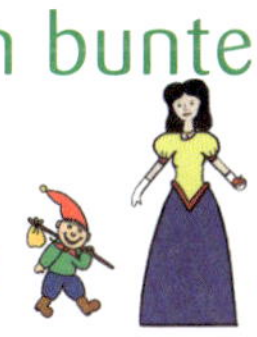. Am Abend geht  sehr 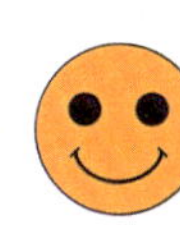 nach Hause und erzählt dem 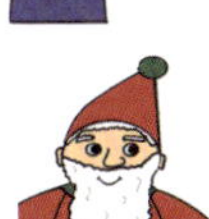 von dem tollen Tag auf der 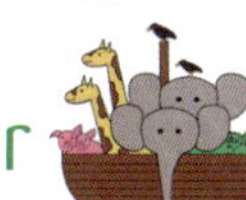.

Übungsziel

Stabilisierung des Lautes **CH1** auf Wortebene.

Kennst du das Märchen?

Übungsanleitung

Hier siehst du verschiedene Märchenfiguren.
Kennst du sie? Weißt du wie die Märchen heißen?

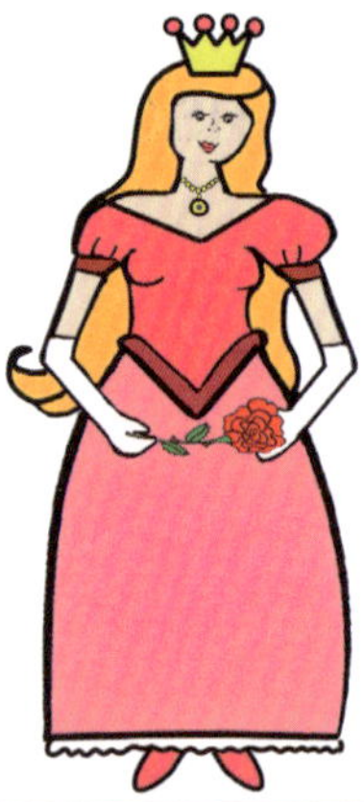

Dornröschen

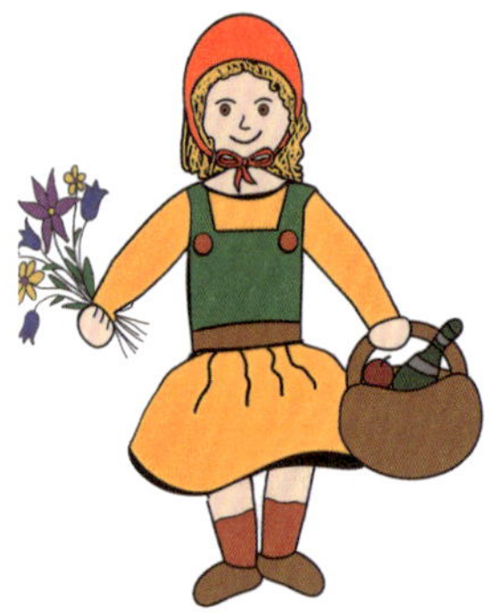

Rotkäppchen

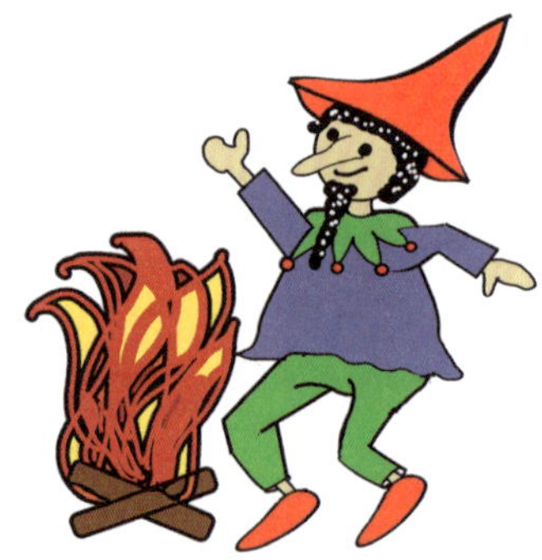

Rumpelstilzchen

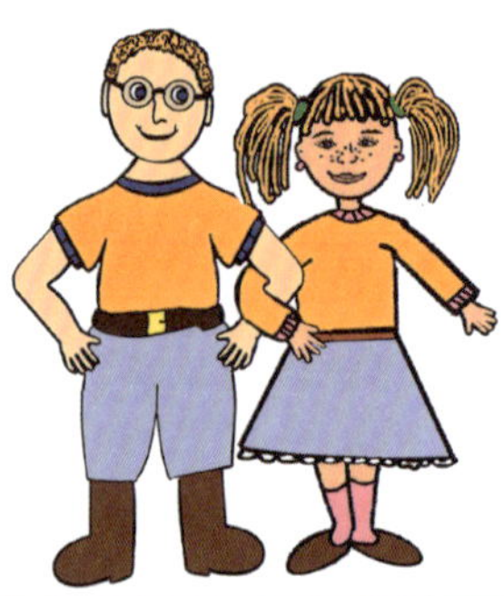

Brüderchen und Schwesterchen

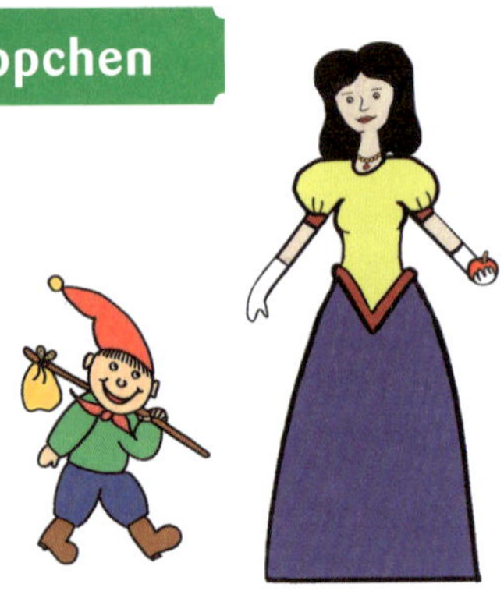

Schneewittchen

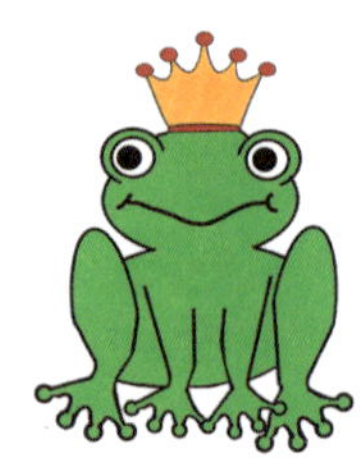

Froschkönig

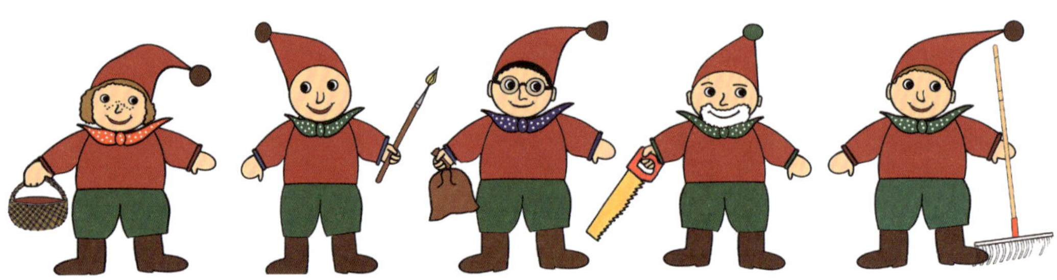

Die Heinzelmännchen

Übungsziel

Stabilisierung des Lautes **CH1** auf Wortebene.

Am Märchen-Teich Suchbild

Übungsanleitung

Welche Dinge fehlen auf dem unteren Bild?

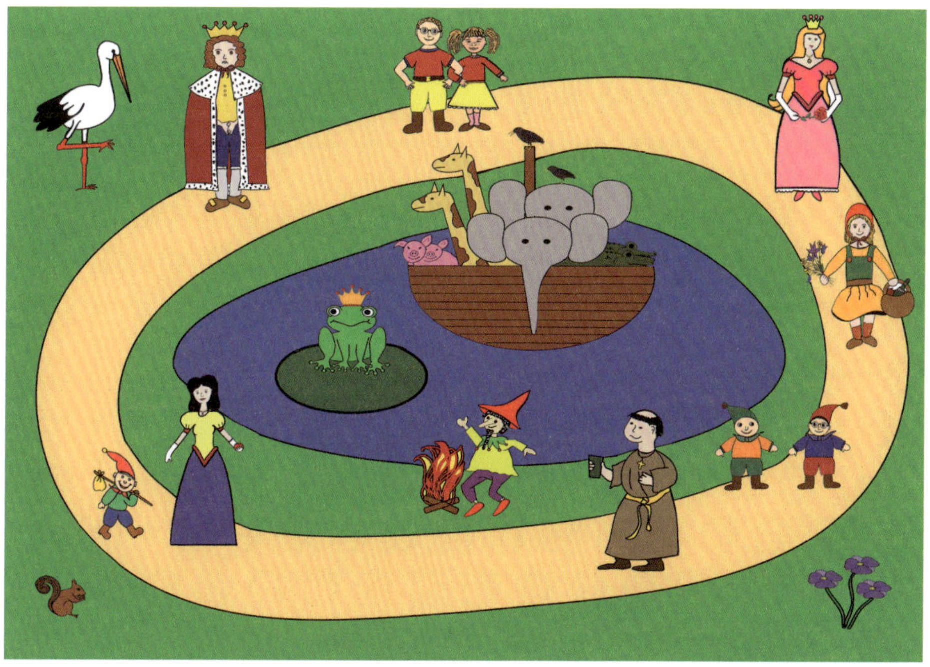

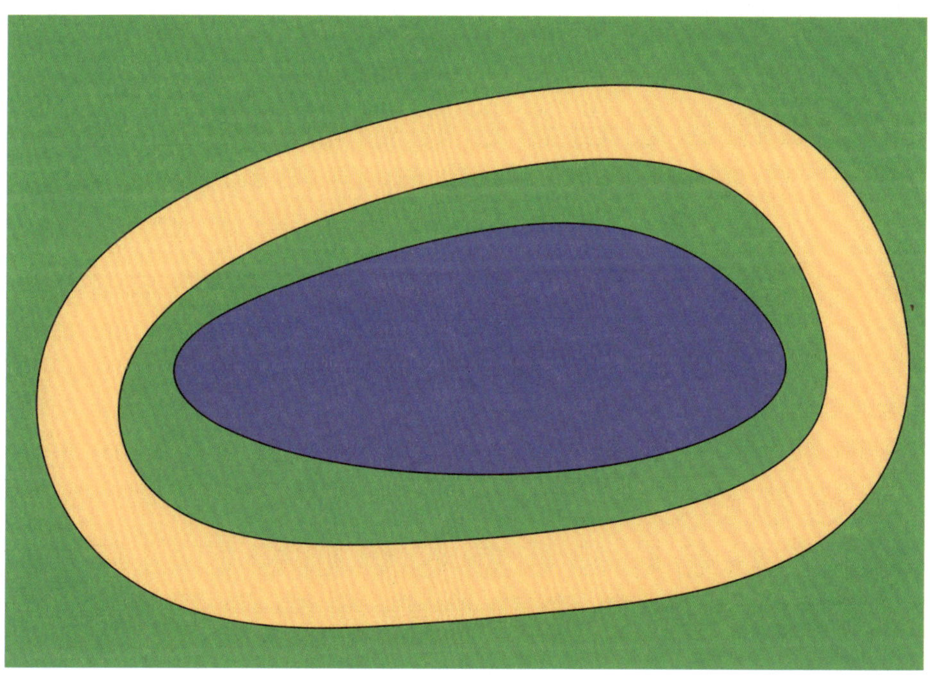

Übungsziel

Stabilisierung des Lautes **CH1** auf Wortebene.

Papagei
CH-Übungsworte

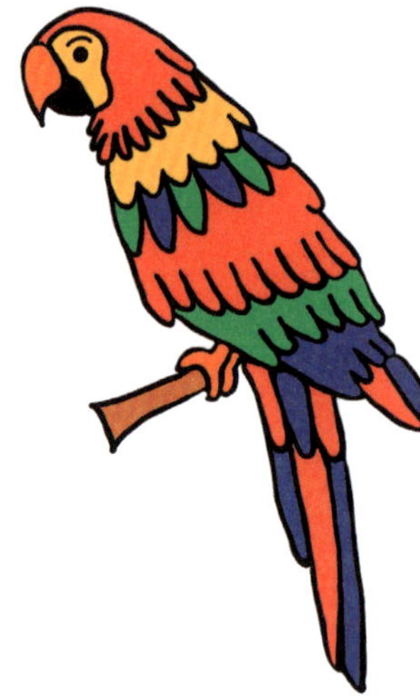

Übungsanleitung

Ich lese dir nun wieder Worte vor und du bist der Papagei und sprichst sie mir einfach nach.

Nach e/ä

Echt, Echo, Bäche, Becher, bedächtig, Besprechung, belächeln, berechtigt, Blech, Brecht, Dächer, Fächer, Fechten, Fläche, Flechten, Frech, Gedächtnis, gerecht, Gefecht, Geschlecht, Gerechtigkeit, Hecht, Knecht, krächzt, Lächeln, lechzt, lächerlich, Pächter, prächtig, Rechen, rächen, schlecht, Specht, schwächlich, Technik, trächtig, Vermächtnis, verdächtigen, Versprechen, Wächter, Zeche

Nach i

ich, beschwichtigt, berichten, berichtigt, bricht, dich, dicht, Dichter, Fichte, Gedicht, Gericht, Gicht, Grieche, kichern, Licht, mich, nicht, picheln, Richter, richtig, Sicht, sichtlich, schlicht, Verzicht, Wicht, wichtig

Nach ü

Bücher, Gerüche, Flüche, flüchtig, Küche, süchtig, tüchtig, züchten, züchtig

Nach ö

Löcher, Köche, löchrig, möchten, Töchter, röcheln

Nach ei

Eiche, Eichhörnchen, Beichte, begleichen, beschleichen, bleichen, Deich, erreichen, erweichen, gleich, gleichzeitig, leicht, reich, reichlich, seicht, schleicht, streicheln, Teich, weich, Weiche, Veilchen, verweichlicht, Zeichen, zeichnen

Nach eu/äu

Bäuche, feucht, heucheln, leuchten, räuchern, Schläuche, Seuche, Sträucher

Nach Konsonant

Arche, Elch, Furcht, Kirche, Märchen, Milch, Monarch, Molch, München, Störche, Stündchen, Hündchen, fürchterlich, furchtbar, Eichhörnchen, Schwänzchen, Schächtelchen, Berchtesgaden, durch, Furche, furchtbar, fürchten, fürchterlich, hindurch, horchen, Kirche, Lärche, Lerche, Lurch, Morcheln, Storch, Störche, Zürich, Zwerchfell

Übungsziel

Stabilisierung des Lautes **CH1** auf Wortebene. Die Kinder sollen die Worte korrekt wiederholen. Schulkinder können die Worte natürlich selbst lesen.

Welches Tier darf auf die Arche?

Übungsanleitung

Als es auf der Erde einmal ganz lange und stark regnete und alles Land überschwämmt wurde, baute Noah ein Schiff und rettet die Tiere. Von jedem Tier durften zwei an Bord gehen. Welche Tiere fallen dir ein? Antworte immer mit einem ganzen Satz, z.B.: „Die Katzen dürfen auf die Arche."

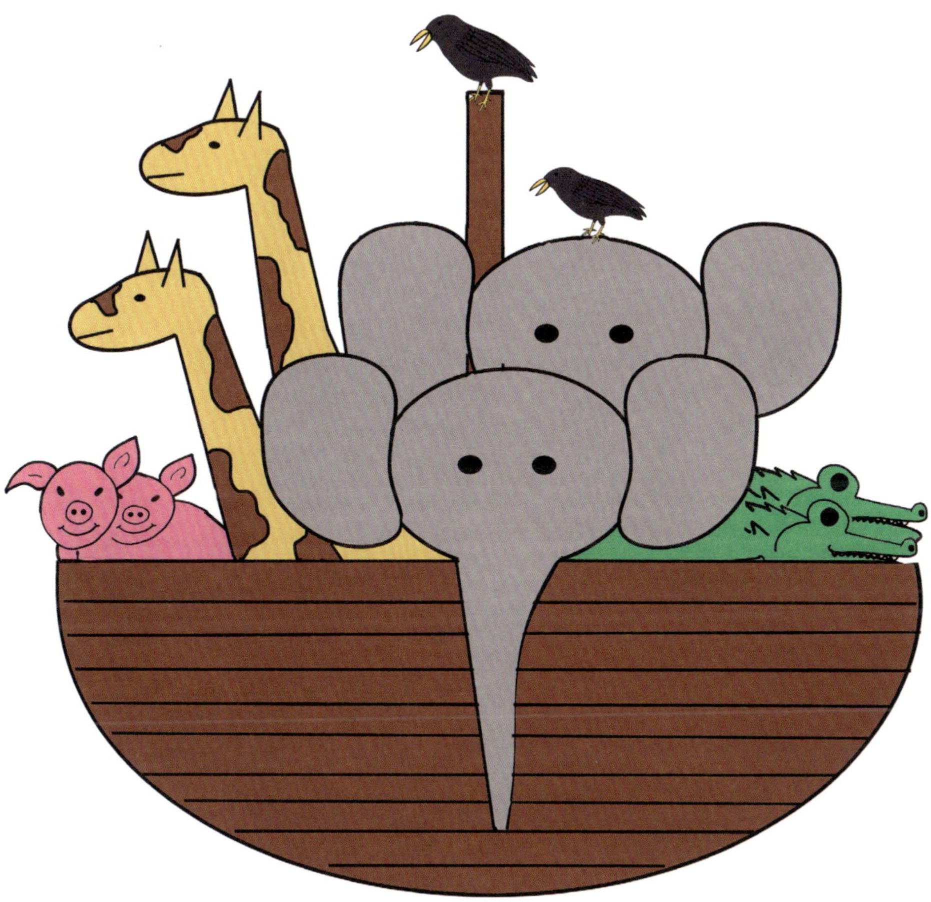

Übungsziel

Stabilisierung des Lautes **CH1** auf Satzebene.

Was gehört in die Küche?

Übungsanleitung

Michi soll die Küche aufräumen. Aber dort liegen auch viel Sachen, die nicht in die Küche gehören. Kannst du Michi helfen? Dann sage bei jedem Gegenstand entweder **„Das gehört in die Küche“** oder **„Das gehört nicht in die Küche“.**

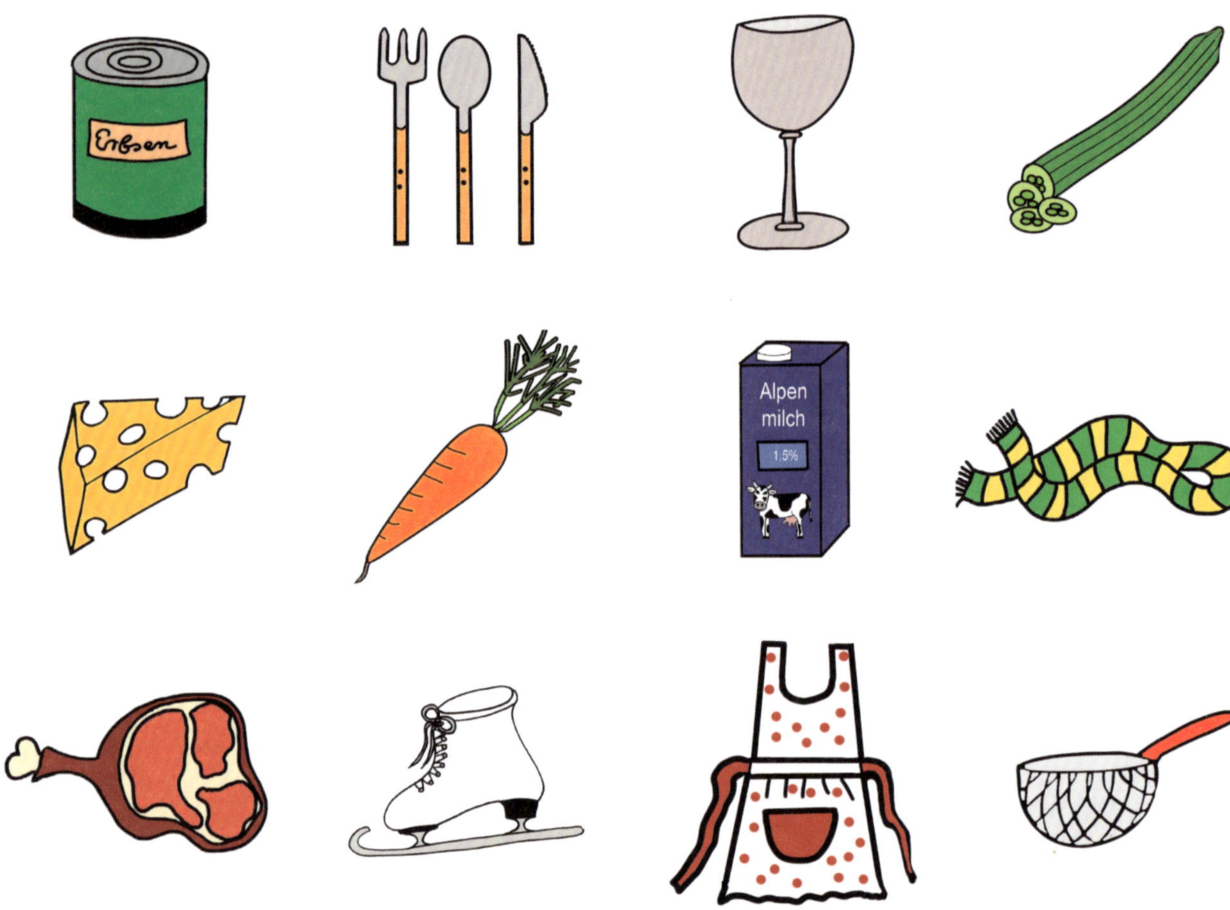

Übungsziel

Stabilisierung des Lautes **CH1** auf Satzebene.

Welches Form hat dieses Zeichen?

Übungsanleitung

Hier siehst du viele Verkehrszeichen. Bitte sage mir, welche Form sie haben.
Antworte bitte immer in einem ganzen Satz „Das Stoppzeichen ist achteckig." etc.

Gefahrstelle

Kreuzung oder Einmündung mit Vorfahrt von rechts

Einseitig (rechts) verengte Fahrbahn

Baustelle

Vorfahrt gewähren!

Halt! Vorfahrt gewähren! Hier musst du stehen bleiben.

Dem Gegenverkehr Vorrang gewähren!

Kreisverkehr

Verbot für Radfahrer

Verbot der Einfahrt

Verbot der Einfahrt. Radfahrer frei

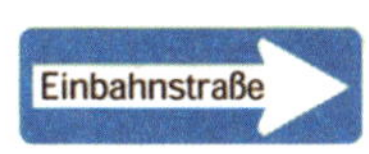

Einbahnstraße

Weg für Radfahrer

Ende des Radwegs

Weg nur für Fußgänger

Weg nur für Fußgänger. Radfahrer dürfen hier fahren.

Gemeinsamer Fuß- und Radweg

Getrennter Fuß- und Radweg

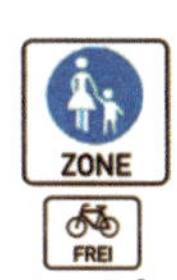

Beginn eines Fußgängerbereichs. Radfahrer dürfen hier fahren.

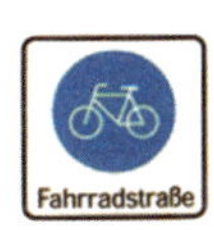

Fahrradstraße

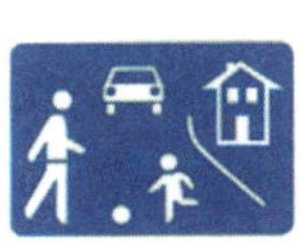
Beginn eines verkehrsberuhigten Bereichs

Vorfahrtstraße

Abknickende Vorfahrtstraße

Vorfahrt an der nächsten Kreuzung oder Einmündung

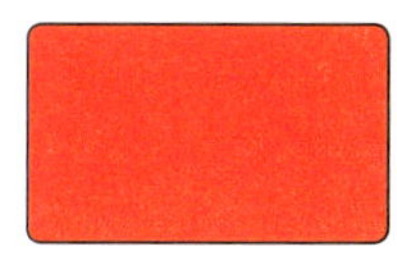

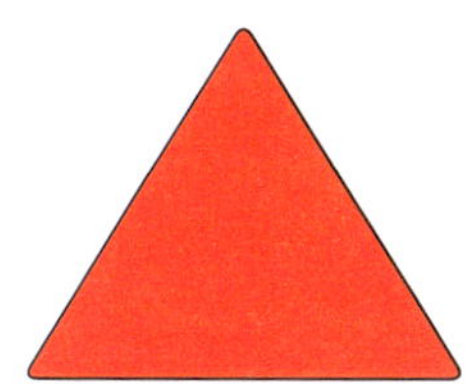

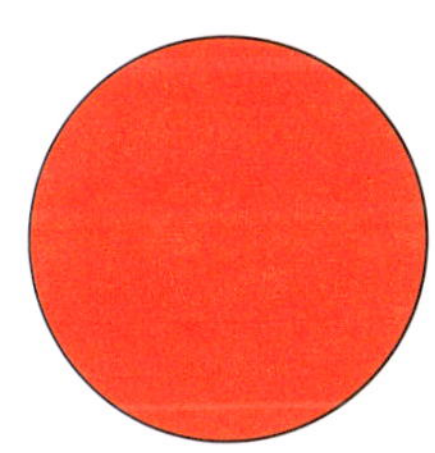

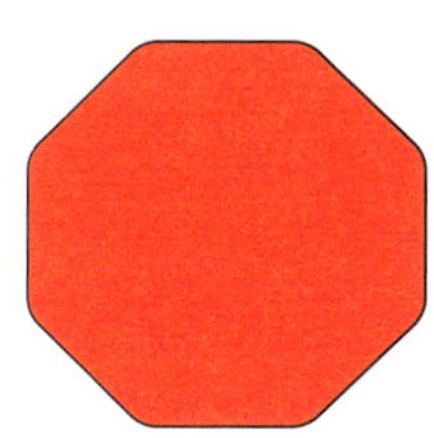

Übungsziel

Stabilisierung des Lautes **CH1** auf Satzebene.

Ich streiche dich (nicht) durch!

Übungsanleitung

Hier siehst du verschiedene Tiere, aber bei manchen fehlt etwas. Die Tiere, bei denen etwas fehlt streichst du durch und sagst dabei den Satz **„Ich streiche dich durch.“** Um die Tiere die komplett sind, ziehst du einen Kreis und sagst: **„Dich streiche ich nicht durch.“**

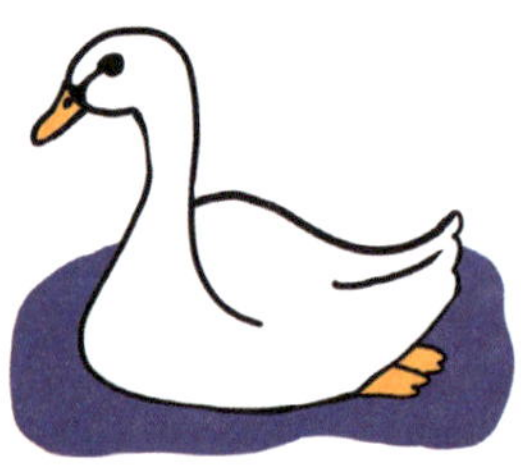
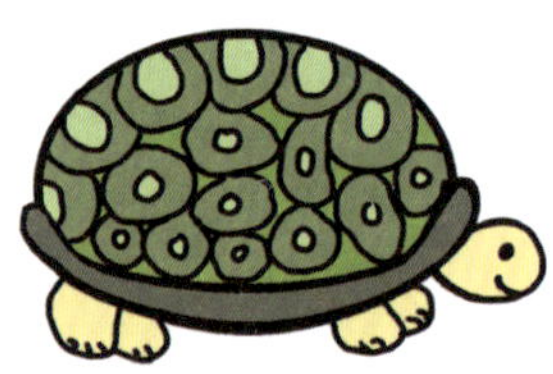
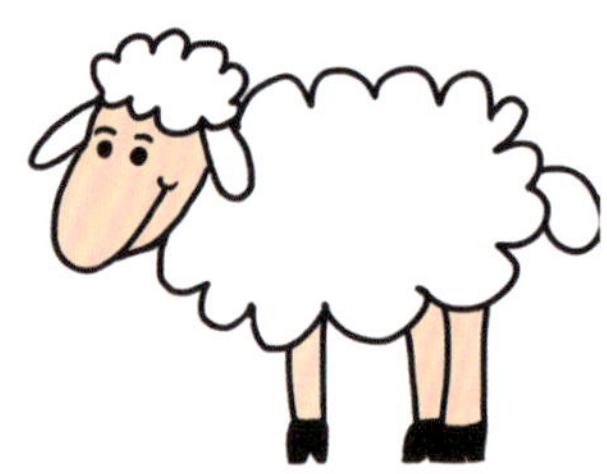
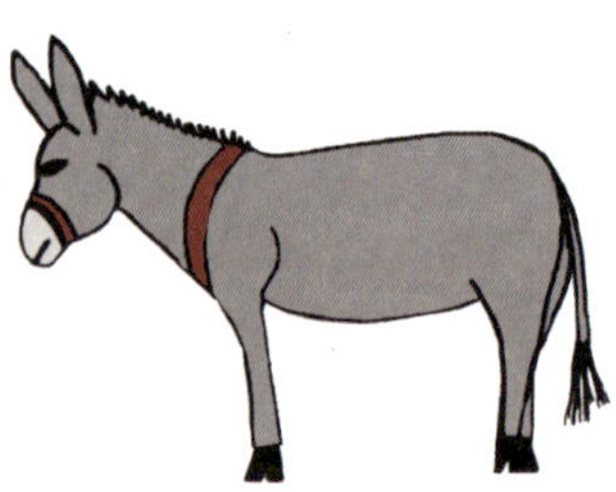
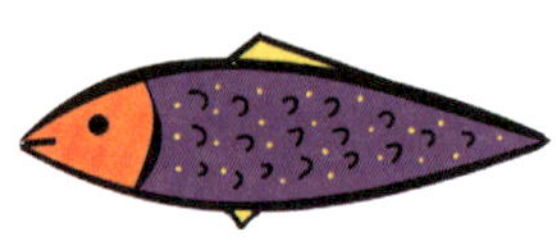
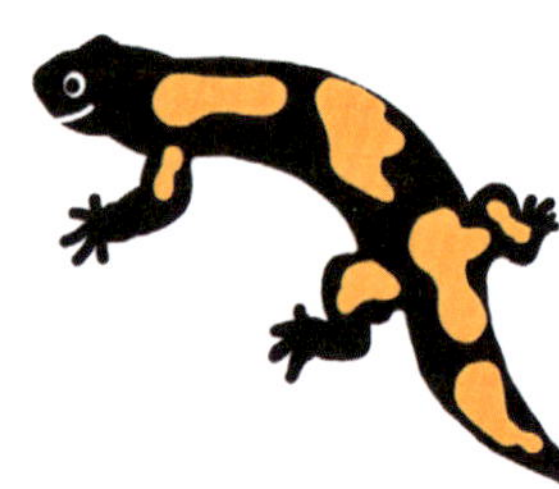
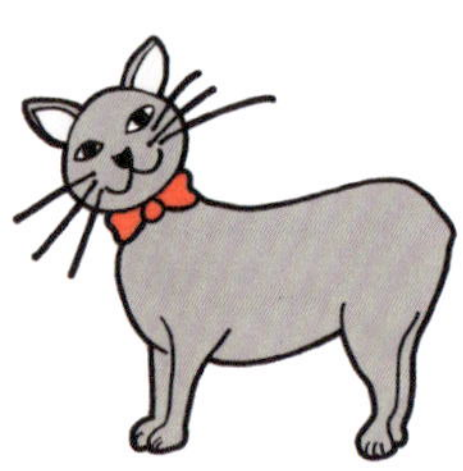
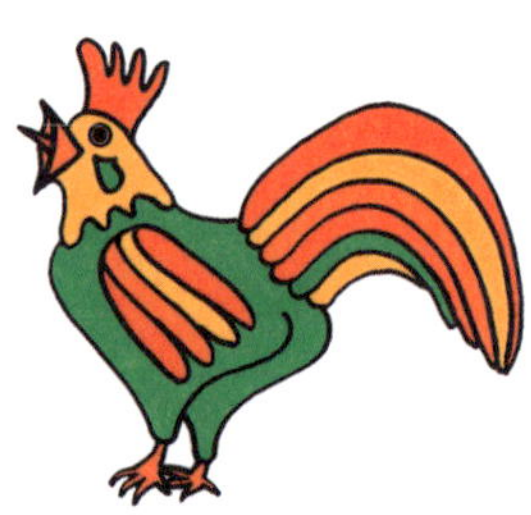
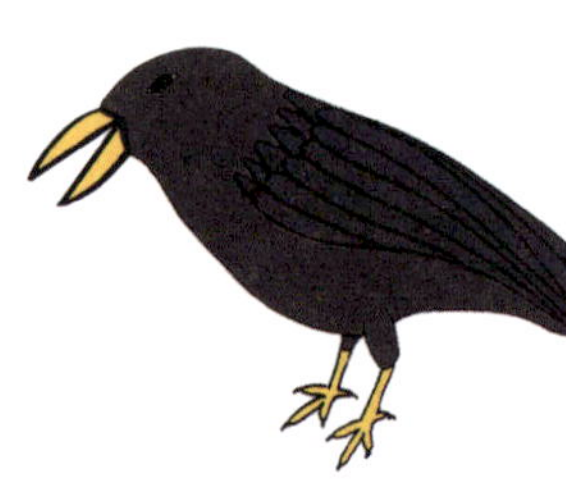

Übungsziel

Stabilisierung des Lautes **CH1** auf Satzebene.

Dieses Tier streichle ich (nicht)!

Übungsanleitung

Hier siehst du verschiedene Tiere. Welches möchtest du streicheln und welches lieber nicht? Antworte immer in einem ganzen Satz z.B.: **„Den Igel streichle ich lieber nicht, denn er ist stachelig."** oder **„Das Schaf streichle ich, denn es ist weich."**

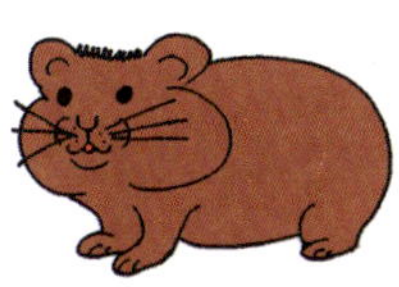

Hamster

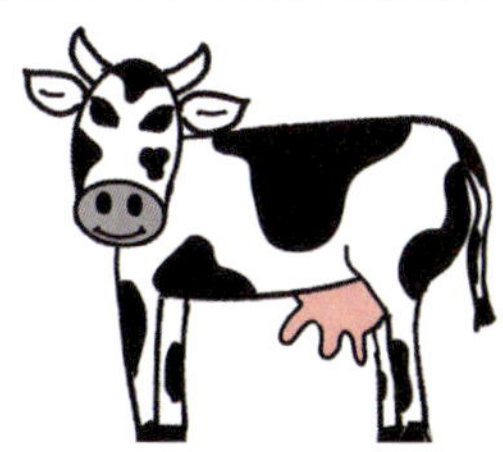

Kuh

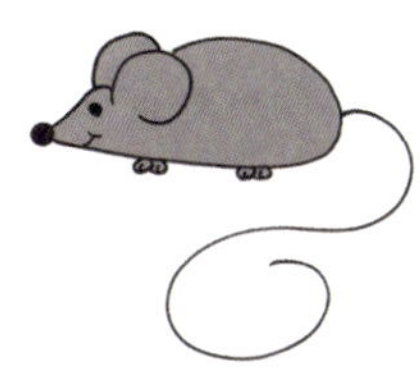

Maus

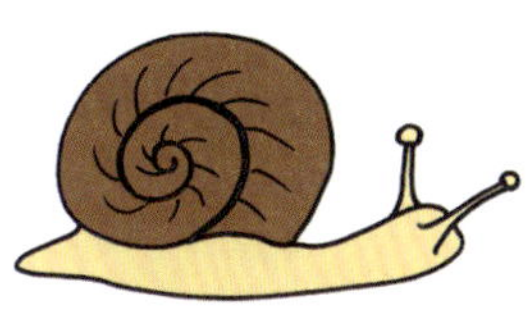

Schnecke

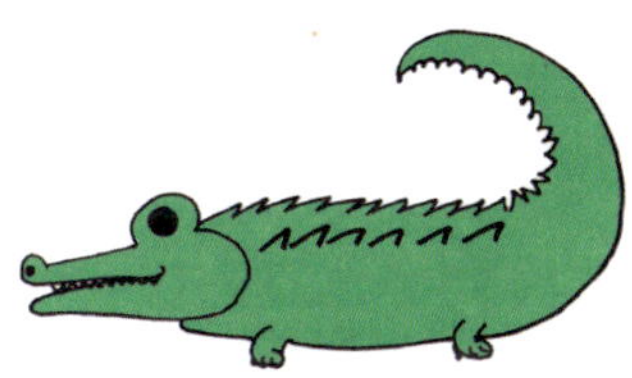

Krokodil

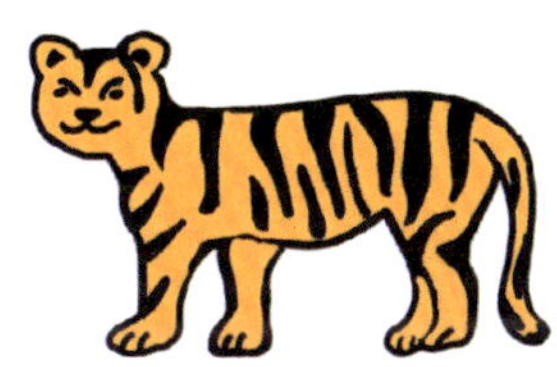

Tiger

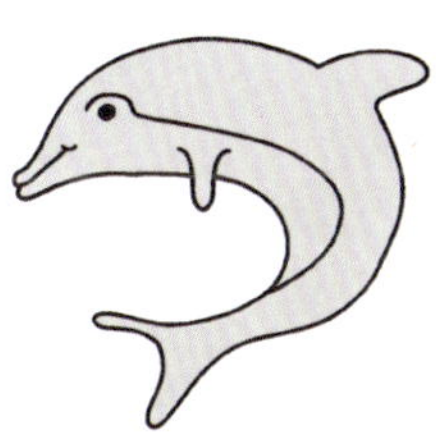

Delphin

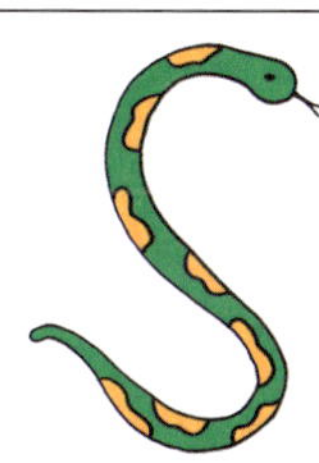

Schlange

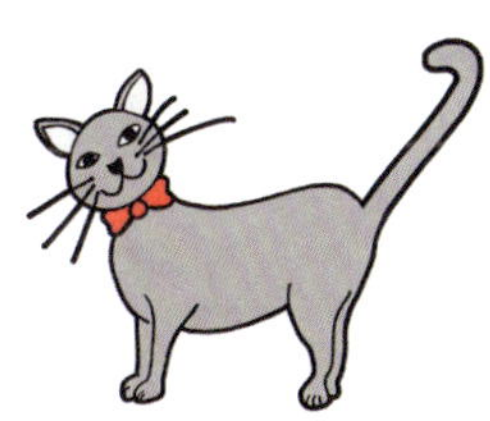

Katze

Übungsziel

Stabilisierung des Lautes **CH1** auf Satzebene.

Papagei Übungssätze

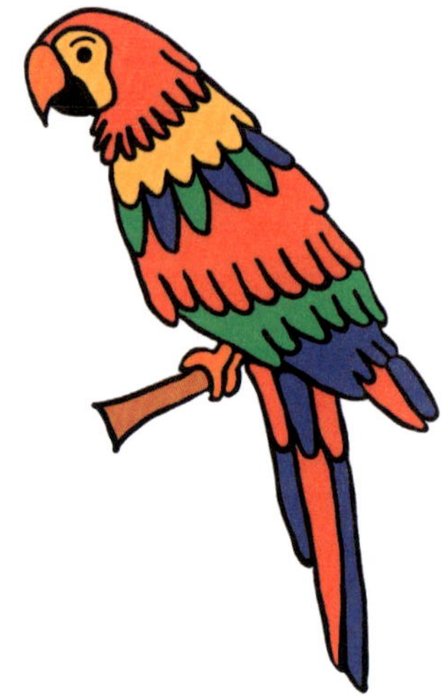

Übungsanleitung

Ich lese dir nun wieder Worte vor und du bist der Papagei und sprichst sie mir einfach nach.

Das freche Mädchen streichelt den weichen Elch.

Der reiche König reichte dem tüchtigen Knecht mit wichtigem Gesicht den echten Kelch.

Das kleine, kränkliche Kätzchen schleicht um das Milchschüsselchen.

Sichtlich beunruhigt wich der Wächter dem weinerlichen Mädchen nicht mehr von der Seite.

Mit seinem weichen Eichhörnchenschwänzchen öffnete das tüchtige Eichhörnchen sorgfältig das Streichholzschächtelchen und holt mit seinem Pfötchen richtig viele Streichhölzchen aus dem Schächtelchen.

In der hell erleuchteten Küche suchten die Köche nach dem gefährlichen Einbrecher.

Nach der peinlichen Nachricht erbleichte der reiche Scheich wirklich mächtig.

Der kleine Wicht schleicht mit dem Bericht heimlich zum verblichenen König.

Das Schweinchen fährt mit dem gefährlichen Schiffchen auf dem Teich.

Die Zeichnung des außergewöhnlich tüchtigen Pärchens ist wirklich beachtlich.

Das reichhaltige Vermächtnis des segensreichen Mönches lagert in der Kirche.

Ich möchte den Bericht des Schlichters nicht, er ist jämmerlich selbstsüchtig und peinlich.

Das Meerschweinchen schlich hungrig aus dem Käfig und stibitzte aus der Küche ein Löffelchen Honig, ein Brötchen, ein Hörnchen und ein Päckchen mit Gummibärchen.

Das Mädchen war sehr mutig und streichelte den gefährlichen Elch.

Der Lurch war außerordentlich durstig und trank glücklich und genüsslich den Becher mit Milch.

Auf dem löchrigen Teppich aus China waren winzig-kleine Seepferdchen.

Übungsziel

Stabilisierung des Lautes **CH1** auf Satzebene.

CH-Zungenbrecher

Übungsanleitung

Bitte sprich mir nach.

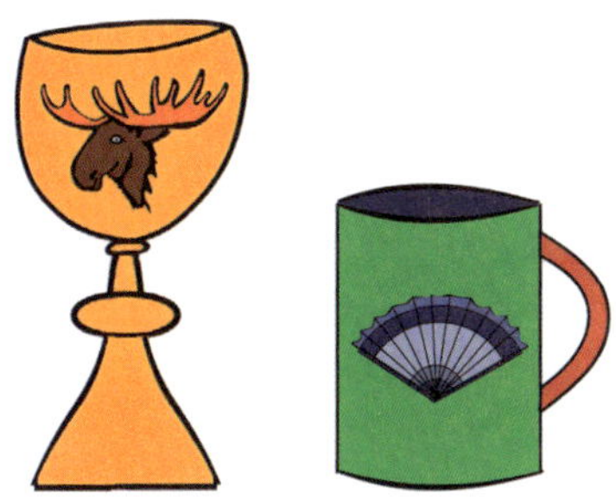

„Der Wein mit der Pille ist im Kelch mit dem Elch.
Der Becher mit dem Fächer hat den Wein gut und rein.

(aus „Der Hofnarr“, US-amerikanische Komödie)

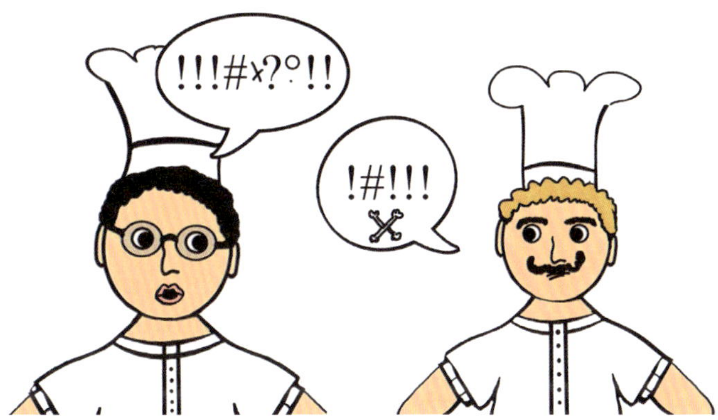

Die Flüche der Köche und die schlechten Gerüche
aus der Küche schüren die Gerüchteküche.

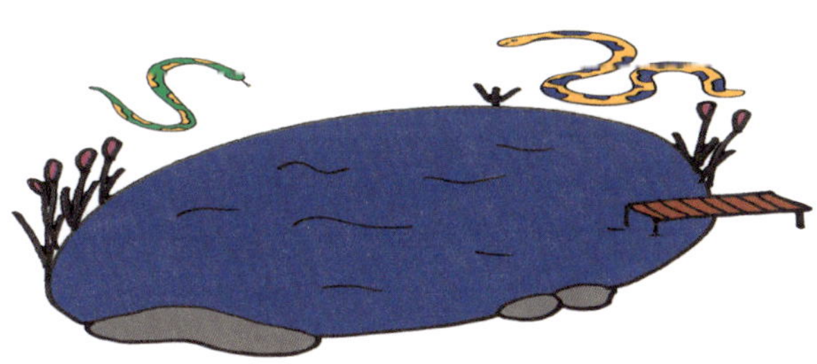

Hinterm Teichdeich kommt das Schleichreich
wo die reichen Schleichen um den Deichteich schleichen.

Übungsziel

Stabilisierung des Lautes **CH1** auf Satzebene.

Himpelchen und Pimpelchen
Fingerspiel

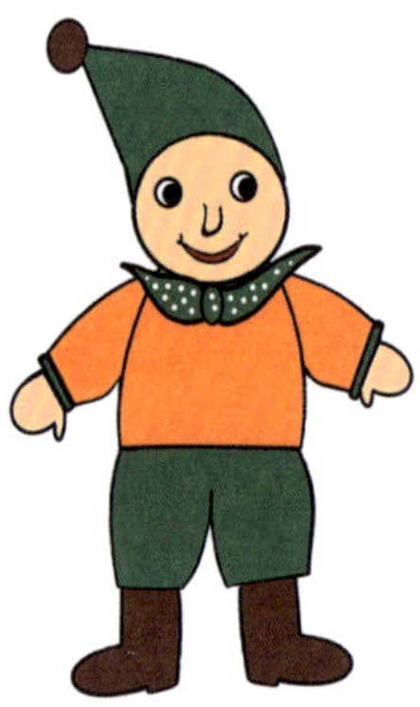

Himpelchen und Pimpelchen,
die stiegen auf einen hohen Berg.
Himpelchen war ein Heinzelmann
und Pimpelchen ein Zwerg.
Sie blieben lange dort oben sitzen
und wackelten mit ihren Zipfelmützen.
Doch nach vielen Wochen
sind sie in den Berg gekrochen.
Schlafen dort in guter Ruh.
Seid mal still und horcht gut zu!
Ch ch ch ch ch ...
Heißa, heißa Hoppsasa,
Himpelchen und Pimpelchen sind wieder da!

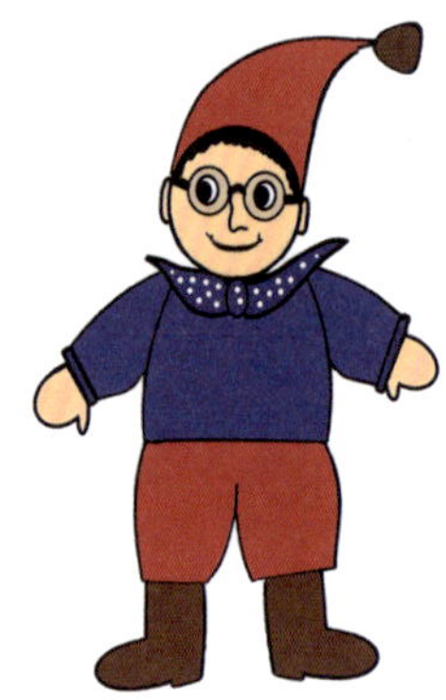

Übungsanleitung

- Beide Hände zu Fäusten ballen und senkrecht vor dem Körper halten.
- **„Himpelchen und Pimpelchen“** beide Daumen nach oben strecken
- **„die stiegen auf einen hohen Berg“** Daumen nach oben bewegen
- **„Himpelchen war ein Heinzelmann“** mit dem linken Daumen wackeln
- **„und Pimpelchen ein Zwerg“** mit dem rechten Daumen wackeln
- **„Sie blieben lange dort oben sitzen und wackelten mit ihren Zipfelmützen“** mit den Händen eine Zipfelmütze auf dem Kopf andeuten
- **„Doch nach vielen Wochen sind sie in den Berg gekrochen“** Daumen in die Fäuste stecken
- **„Schlafen dort in guter Ruh. Seid mal still und horcht gut zu!“** flüstern
- **„Ch ch ch ch ch ...“** schnarchen
- **„Heißa, heißa Hoppsasa, Himpelchen und Pimpelchen sind wieder da!“** Daumen wieder zeigen, und mit ihnen tanzen

Übungsziel

Stabilisierung des Lautes **CH1** auf Textebene.

CH-Verschen

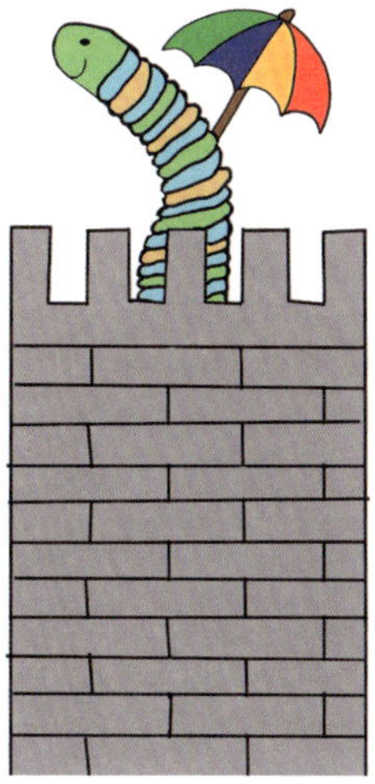

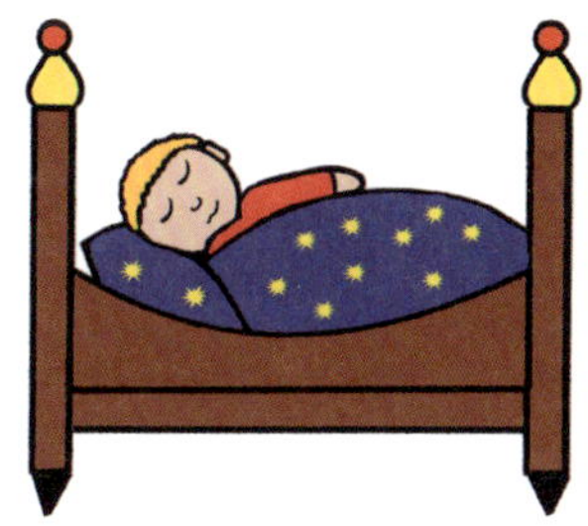

Auf dem Türmchen sitzt ein Würmchen

Auf dem Türmchen sitzt ein Würmchen
mit nem Schirmchen unterm Ärmchen,
kommt ein Stürmchen bläst das Würmchen
mit dem Schirmchen unterm Ärmchen von dem Türmchen.
Armes Würmchen!

Schlaf, Kindchen, schlaf!

Schlaf, Kindchen, schlaf!
Dein Vater hüt' die Schaf.
Die Mutter schüttelt's Bäumchen,
da fällt herab ein Träumchen.
Schlaf, Kindchen, schlaf!

Schlaf, Kindchen, schlaf!
Dein Vater hüt' die Schaf.
Deine Mutter hütet's Böckchen
das bringt dir feine Röckchen.
Schlaf, Kindchen, schlaf!

Übungsziel

Stabilisierung des Lautes **CH1** auf Textebene.

Wichtelmännchen

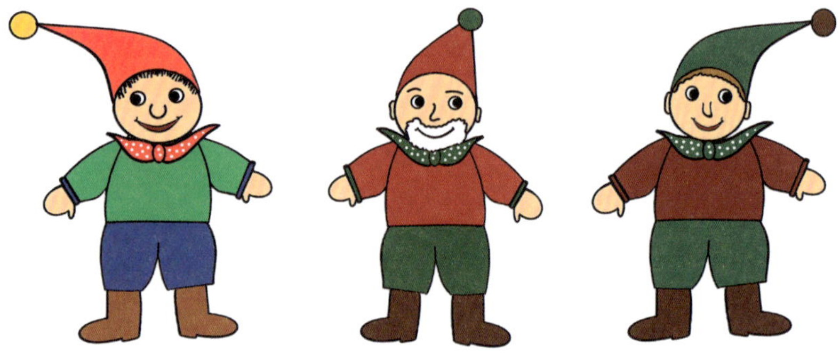

Lampen aus, es schlafen alle Leute,
Still im Hause, Weihnachten ist heute,
Wichtelmännchen kommen auf den Zehen,
Horchen, spähen, keiner darf sie sehen.

Durch das Fenster sehn die Wichtelmännchen,
Weihnachtsessen, Schüsseln, viele Kännchen,
Auf die Tische klettern sie zum Schinken,
Äpfel, Reis und Leckeres zu trinken.

Alle Wichtel geben sich Geschenke,
Flüstern hört man: Bitteschön! Ich danke!
Dann zum Spielen – bis zum Morgengrauen,
Müde sind die Wichtel anzuschauen,

Wichtelmännchen schleichen um die Ecke,
Vorsicht! Auf den Zeh'n in die Verstecke!

(aus Finnland)

Übungsziel

Stabilisierung des Lautes **CH1** auf Textebene.

CH-Lesetext

Übungsanleitung

Diese Übung eignet sich nur für Schulkinder. Die Kinder lesen den Text und der Spielleiter achtet auf die korrekte Lautbildung jedes einzelnen **CH**-Lautes.

Wichtelgeschichte

Unendlich aufgeregt kam der kleine Michel den Waldhügel heruntergerannt. Schon von weitem rief er „Ich habe Wichtel gesehen!“. Sein kleiner Bruder Richard, der gerade genüsslich Gummibärchen kaute, schüttelte ungläubig den Kopf „Das glaube ich nicht!“ sagte er. „Wichtel gibt es nicht“. „Doch“, rief Michl „Wirklich! Es waren vier Wichtel, die saßen am Teich neben den Veilchen hinter der großen Fichte auf einem kleinen Teppich und aßen Brötchen, aber als ich näher kam, waren sie plötzlich im Dickicht verschwunden.“ Richard machte große Augen und verschluckte versehentlich ein Gummibärchen. Michl zog sein Brüderchen am Jäckchen und drängte „Komm wir schleichen uns vorsichtig an die Fichte, vielleicht können wir sie finden.“ Richard war ein wenig ängstlich und fragte: „Sind Wichtel nicht gefährlich“. „Nein, Richard, Wichtelmännchen sind sehr fleißig und selbst ängstlich“. Und so schlichen Richard und Michl sich letztlich ganz vorsichtig an den Veilchen am Teich vorbei zur Fichte, aber so sehr sie sich auch bemühten, sie konnten die Wichtel nicht sichten.

Übungsziel

Stabilisierung des Lautes **CH1** auf Textebene.

Päckchen packen

Übungsanleitung

Reihum darf jeder Spieler einen Gegenstand mit in ein Päckchen packen. Bedingung ist, dass dieser Gegenstand ein **CH** im Namen enthält. Alle Mitspieler sitzen im Kreis. Einer beginnt zum Beispiel mit dem Satz: **„Ich packe einen Fächer in mein Päckchen".** Der nächste Spieler wiederholt den Satz und fügt etwas hinzu: **„Ich packe einen Fächer und ein Mäppchen in mein Päckchen".** Sagt ein Spieler etwas Falsches oder kommt nicht weiter, scheidet er aus. Sieger ist der Spieler, der als letzter im Rennen geblieben ist.

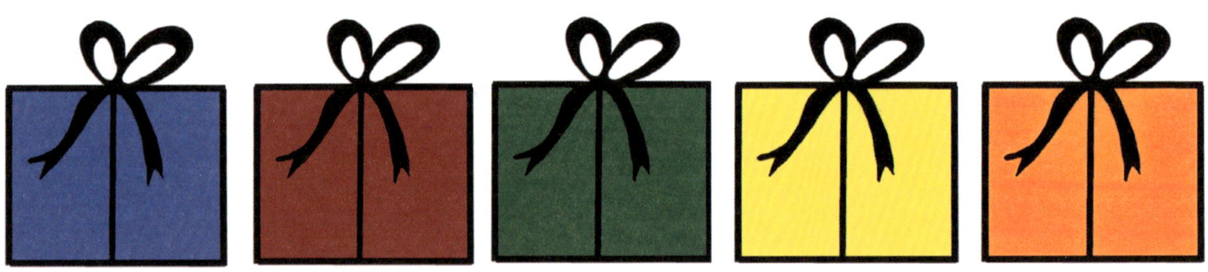

Übungsziel

Stabilisierung des Lautes **CH1** in der gelenkten Rede.

Michi erzählt eine Geschichte

Übungsanleitung

Es wird eine Geschichte erzählt oder vorgelesen. Nun soll das Kind in die Rolle von Michi schlüpfen, der die Geschichte nacherzählt. Dabei soll es auch auf die **CH**-Bildung achten. Möglich ist hier z.B. ein Zeichen zu vereinbaren, wenn der **CH**-Laut in dieser Übung falsch ausgesprochen wurde oder zu klingeln/zu buzzern.

Hinweis:

Die Spontansprache sollte niemals korrigiert werden, da dies einen Verlust der Sprechfreude zur Folge haben kann. Wenn aber bei einem bestimmten Spiel oder einer Übung die Korrektur mit dem Kind vereinbart wurde, ist dies kein Problem.

Übungsvarianten:

1. Das Kind denkt sich eine Geschichte aus und achtet dabei auf die **CH**-Bildung.
2. Es wird ein bestimmter Zeitrahmen bestimmt, z.B. beim Frühstück oder auf dem Weg in den Kindergarten/die Schule, in dem das Kind auf die **CH**-Bildung achtet.

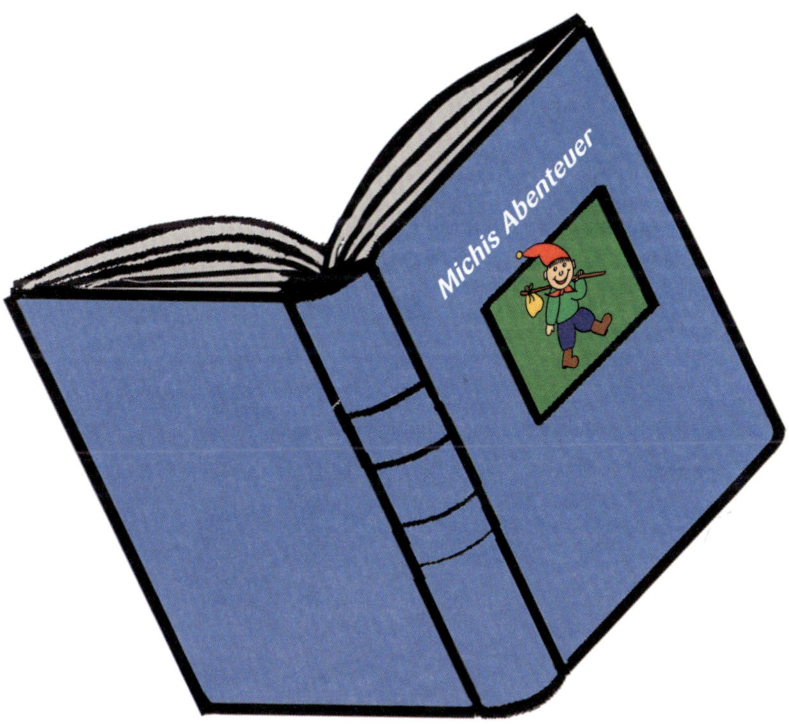

Übungsziel

Transfer des Lautes **CH1** in die Spontansprache.

Übungsaufgabe für Zuhause
Das ist Michi, das fröhliche Wichtelmännchen

Übungsanleitung

Das ist Michi. Er ist sehr fröhlich und kichert gerne „chchch".
Male Michi an.

Übungsziel

Kennenlernen des Lautes **CH1**.
Lautebene: **chch** · Silbenebene: **Mi-chi** · Wortebene: **fröhlich, Wichtelmännchen, kichern** · Satzebene: **Michi, das fröhliche Wichtelmännchen kichert „chchch".**

Übungsaufgabe für Zuhause
Wer hat aus meinem Becherchen getrunken?

Übungsanleitung

Mich, das fröhliche Wichtelmännchen hat Durst und trinkt aus jedem Becherchen ein kleines Schlückchen. Fahre mit einem Stift den Weg zu den Bechern nach und sagst dabei laut die jeweilige Silbe, also ich, ech, üch, öch, eich oder euch.

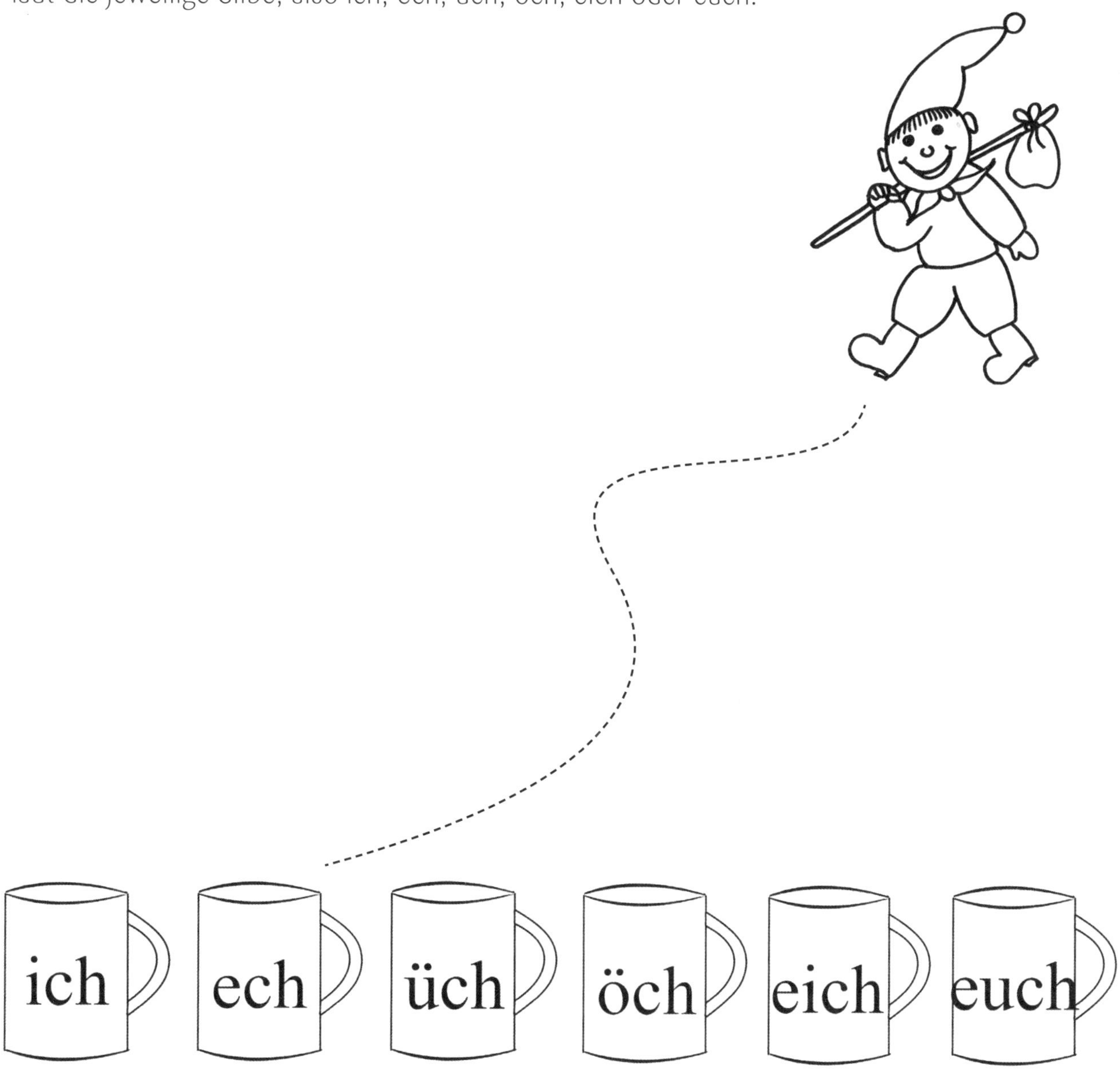

Übungsziel

Stabilisierung des Lautes **CH1** auf Silbenebene.

Übungsaufgabe für Zuhause
CH-Übungsworte

Übungsanleitung

Bitte benenne die folgenden Bilder.

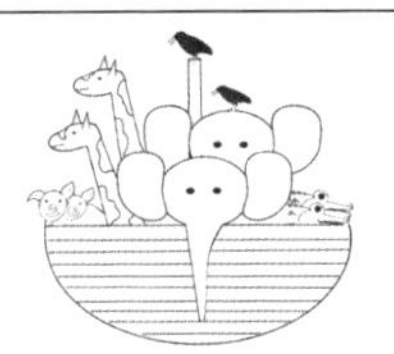
Arche

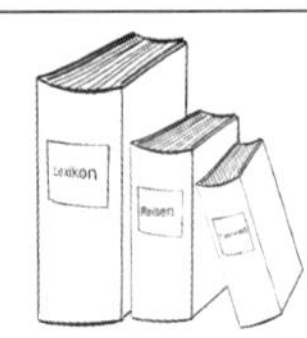
Bücher

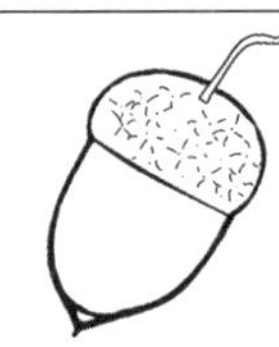
Eichel

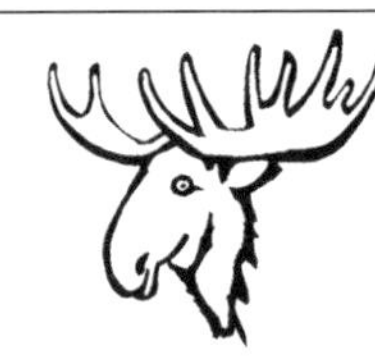
Elch

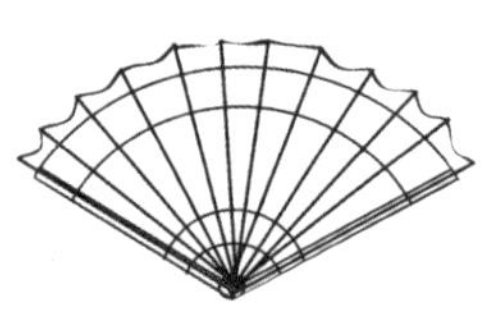
Fächer

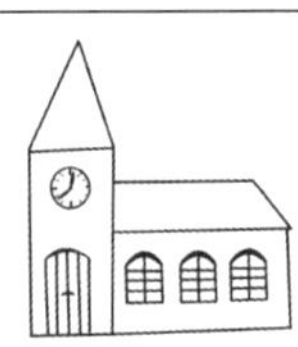
Kirche

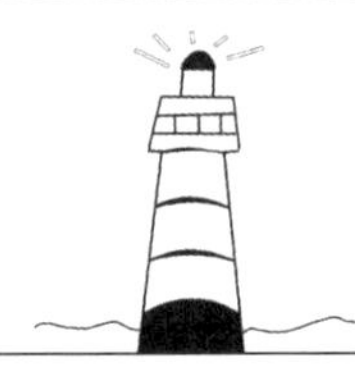
Leuchtturm

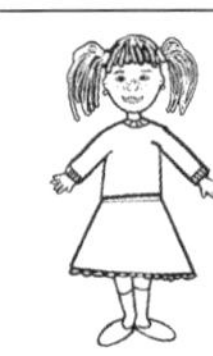
Mädchen

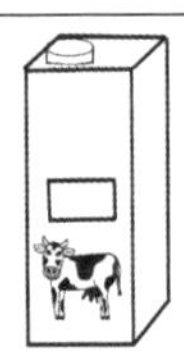
Milch

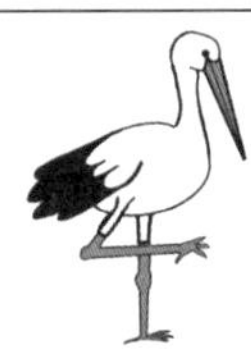
Storch

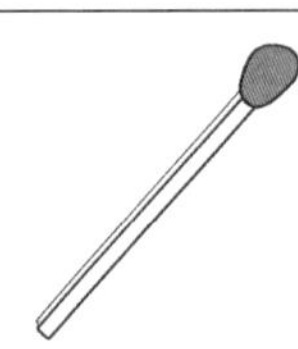
Streichholz

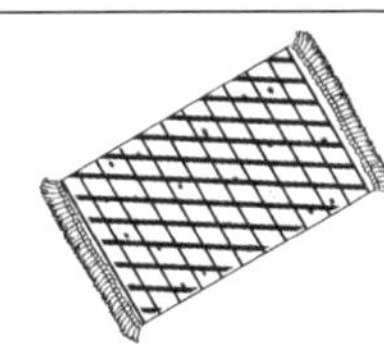
Teppich

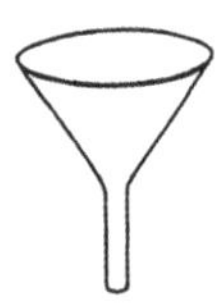
Trichter

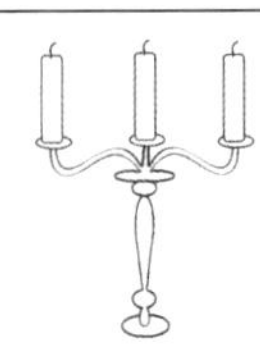
Leuchter

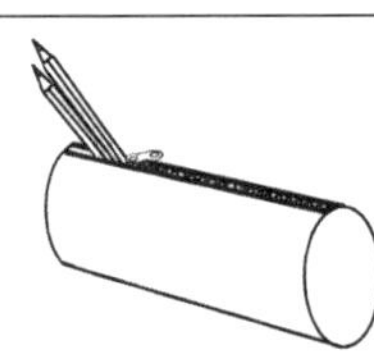
Mäppchen

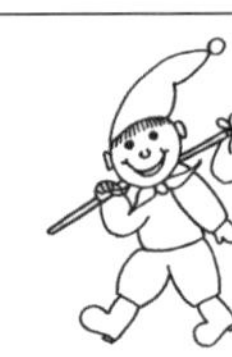
Michi

Übungsziel

Stabilisierung des Lautes **CH1** auf Wortebene.

M m

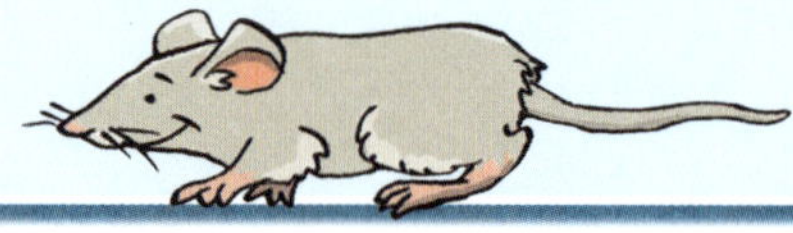

M m

1

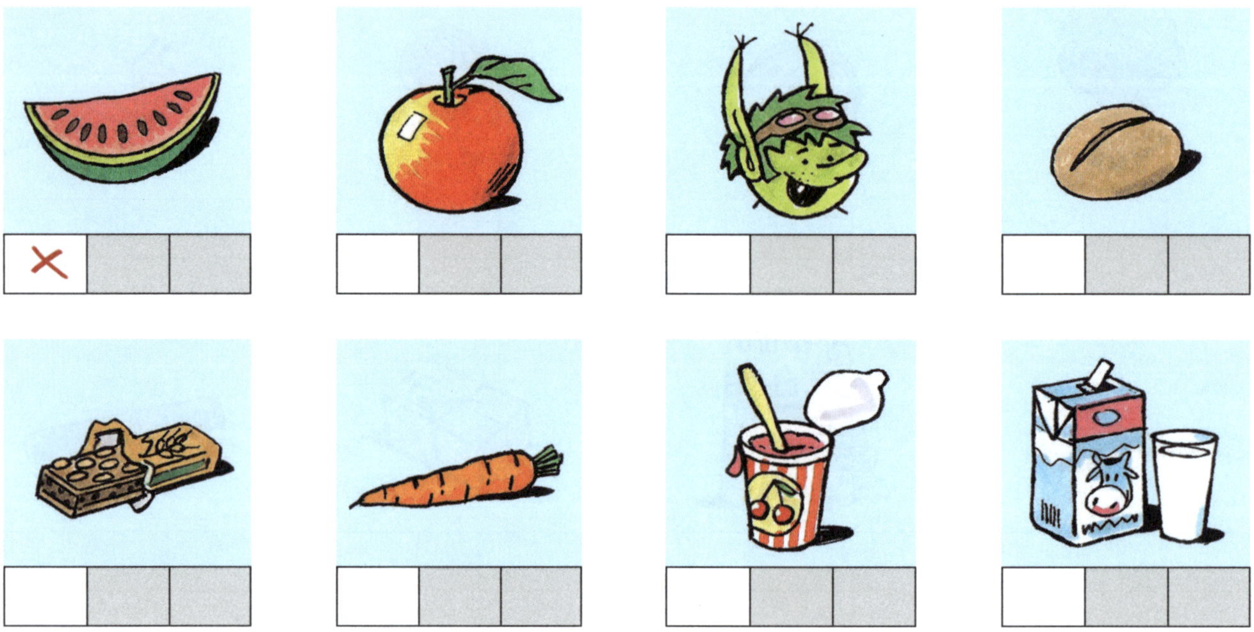

2

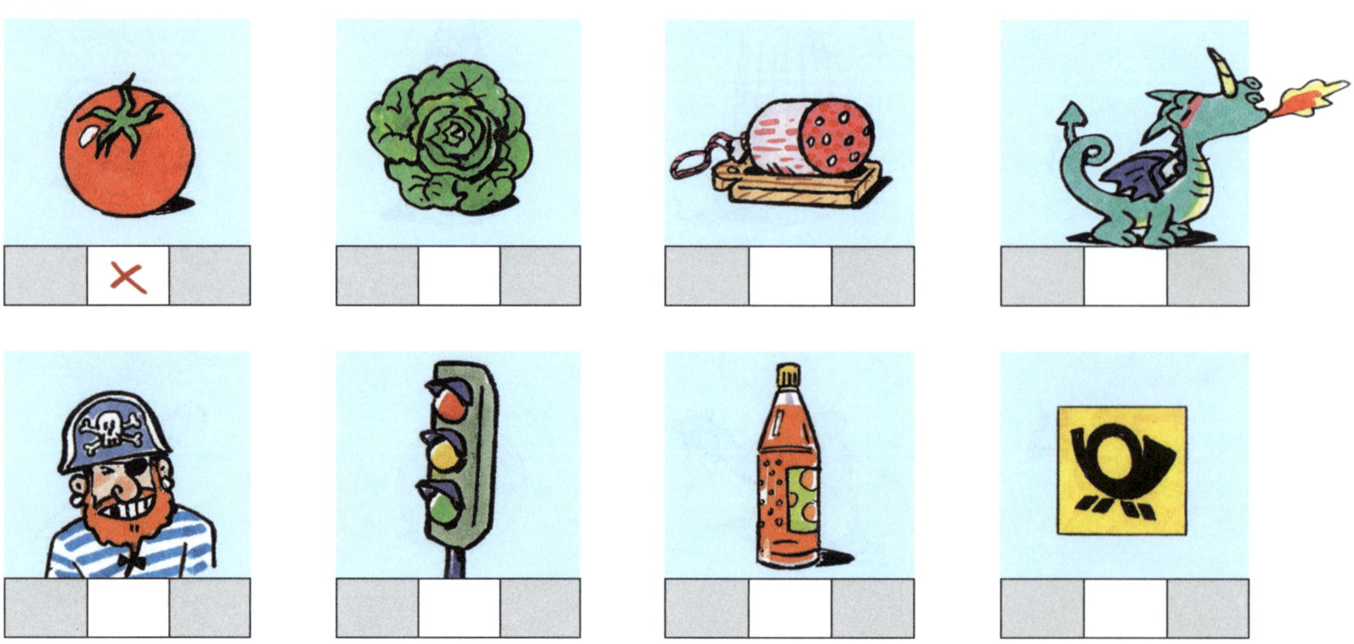

1

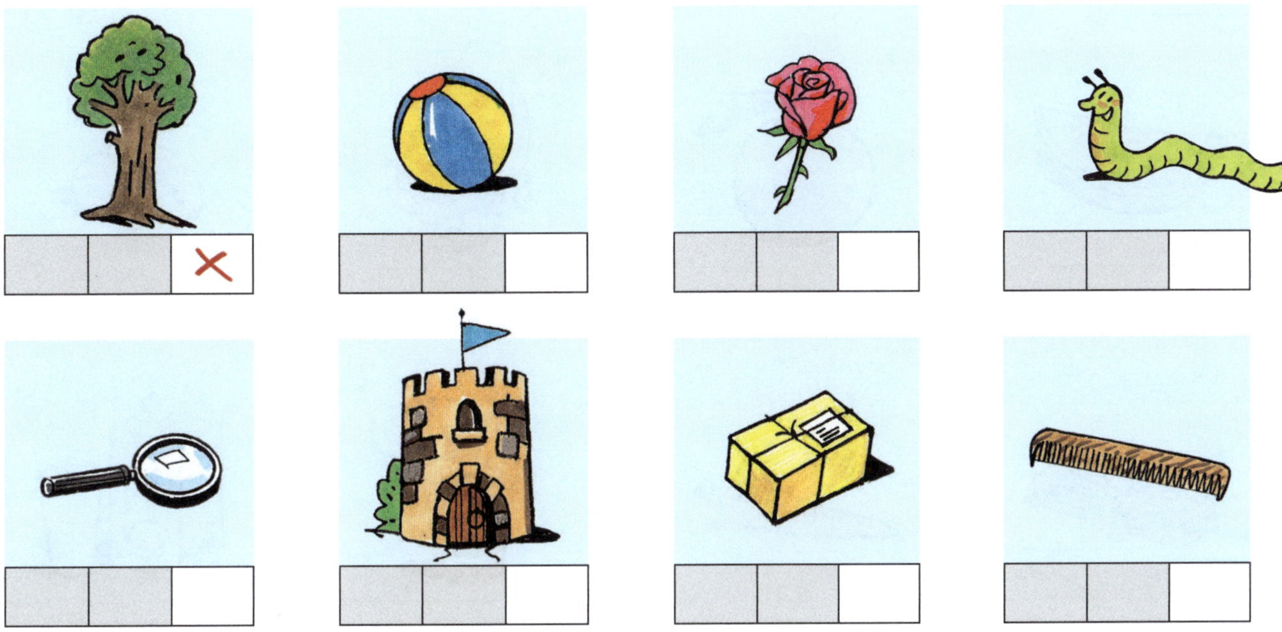

2

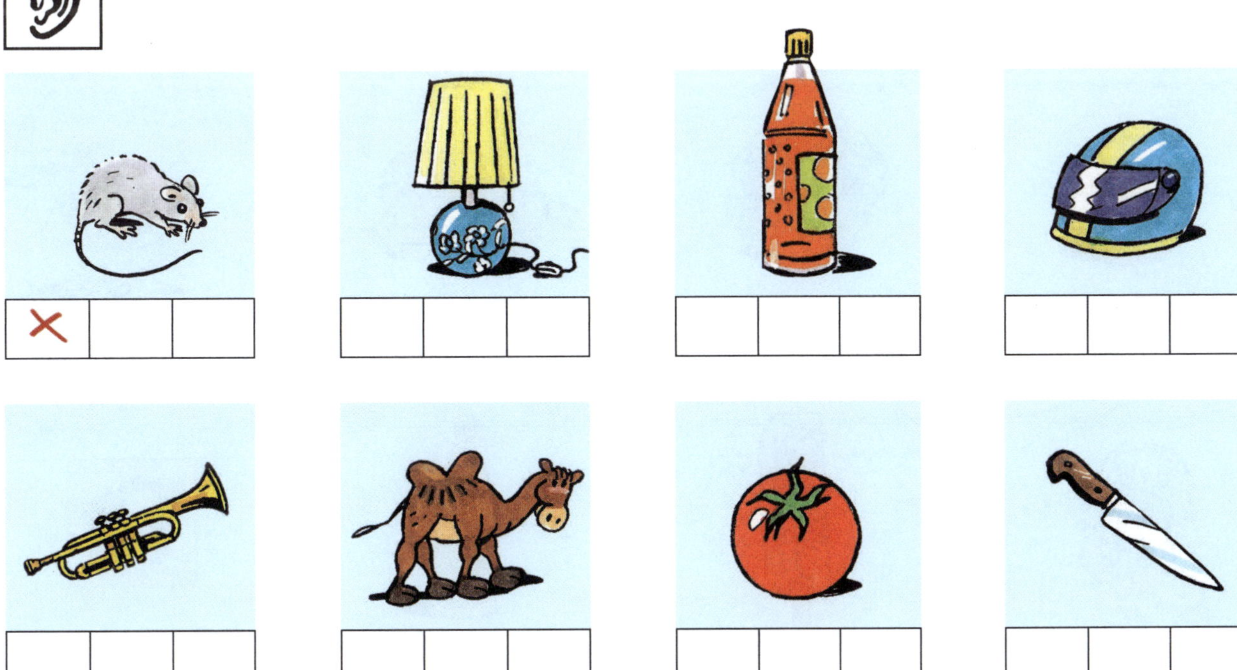

1

Mo

Oma

Tomate

Möhre

Mm

Maus

Salami

Lama

Kamm

Messer

2

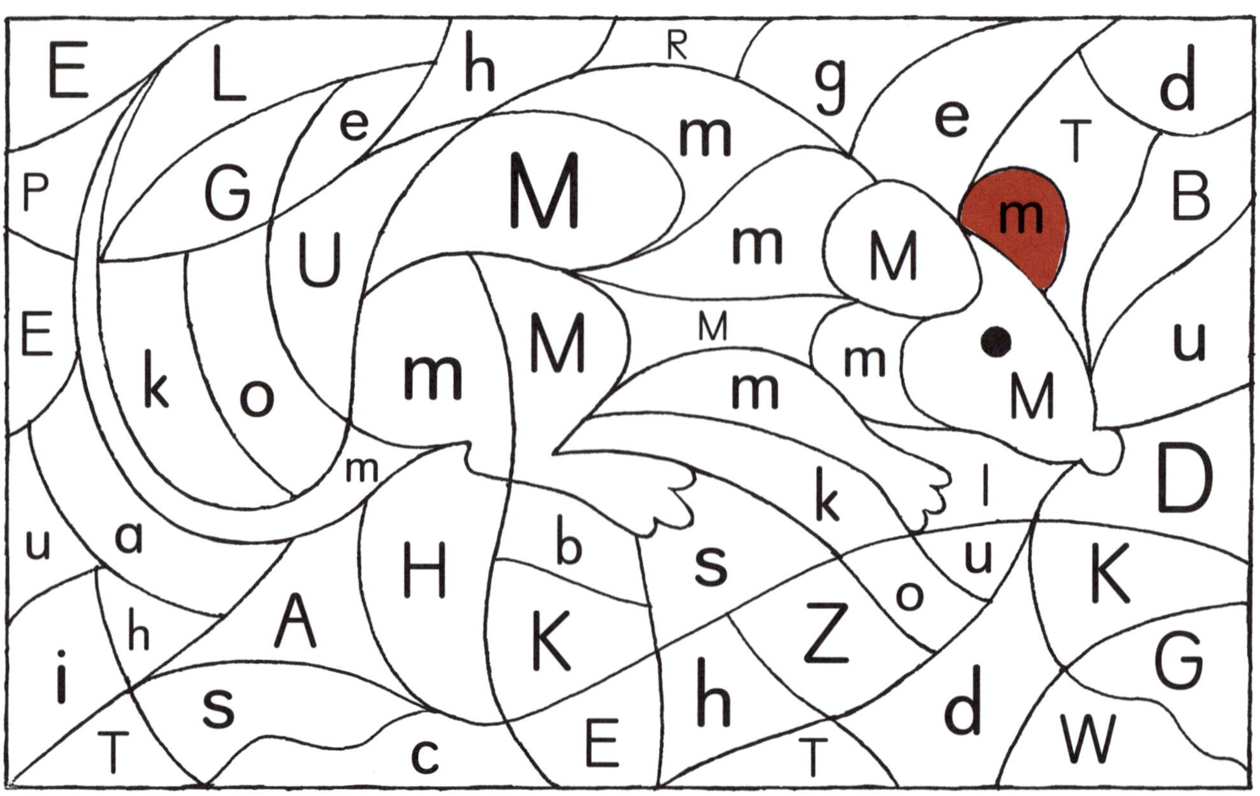

1

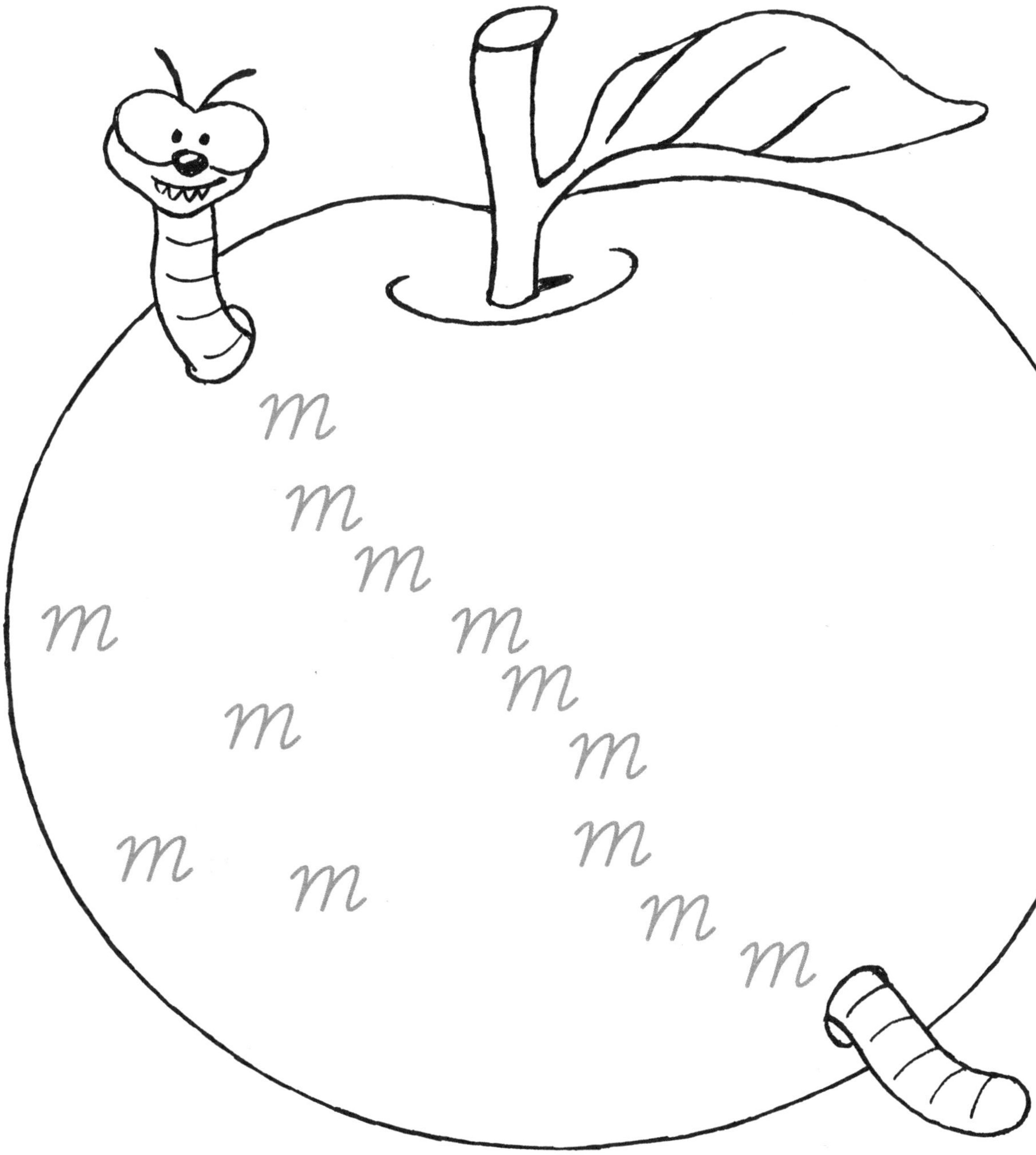

O o 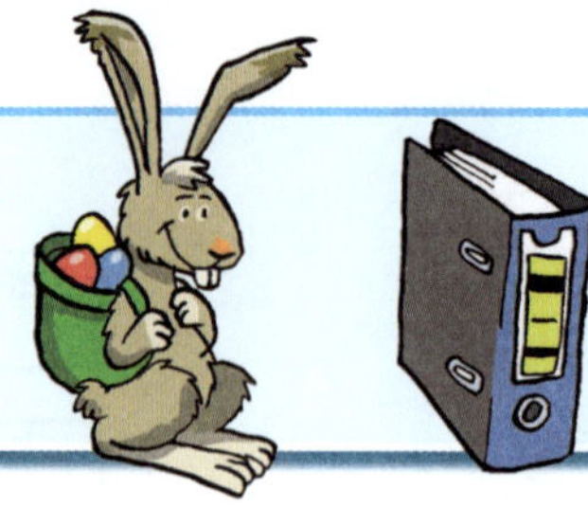 O o

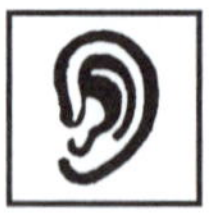

1

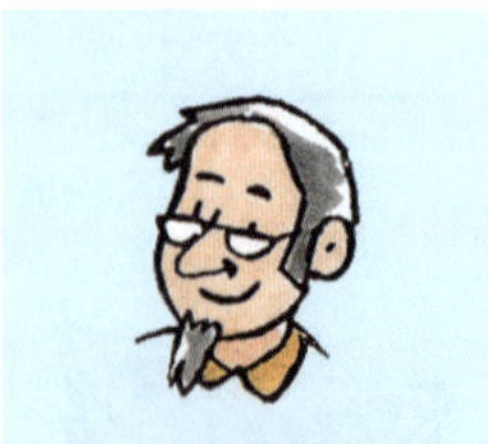 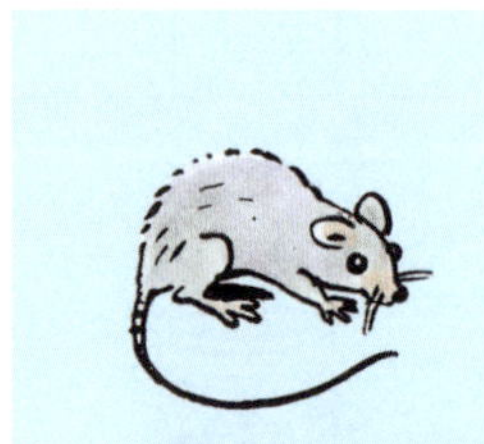 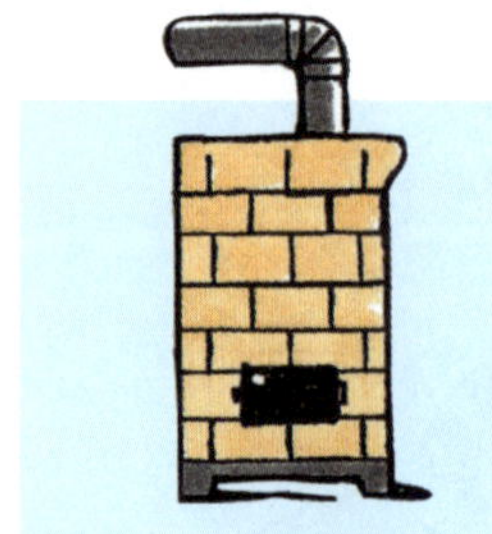 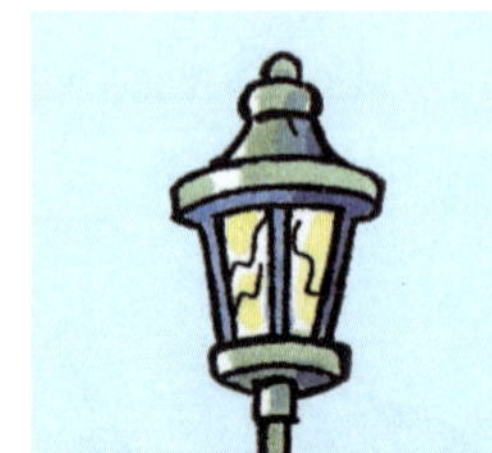

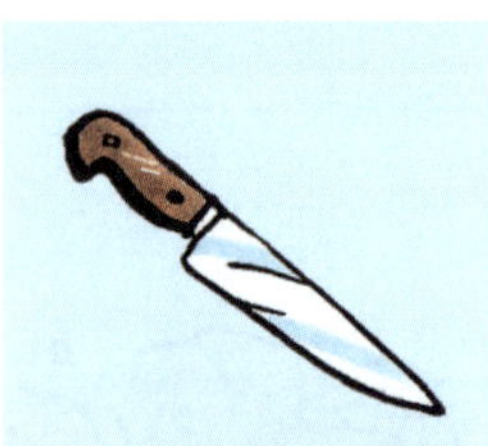 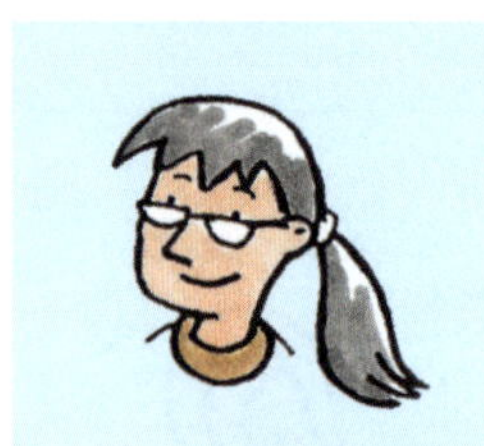 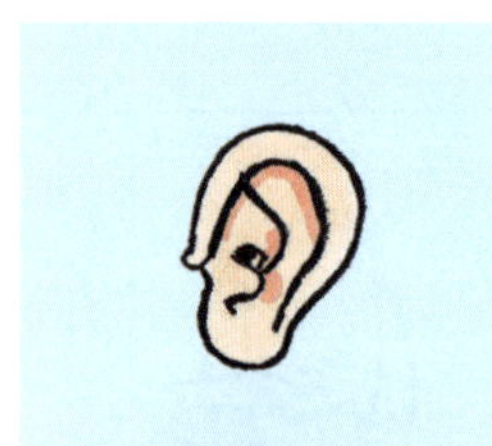 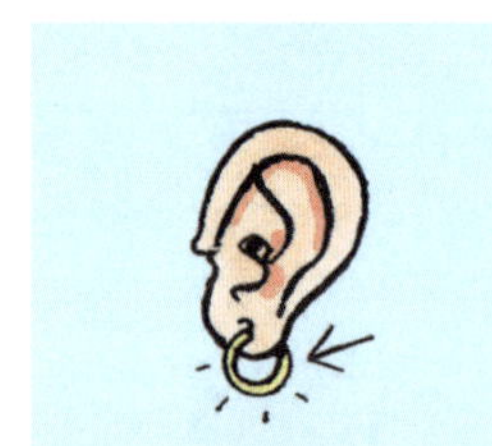

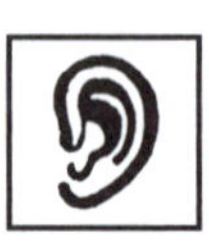

2

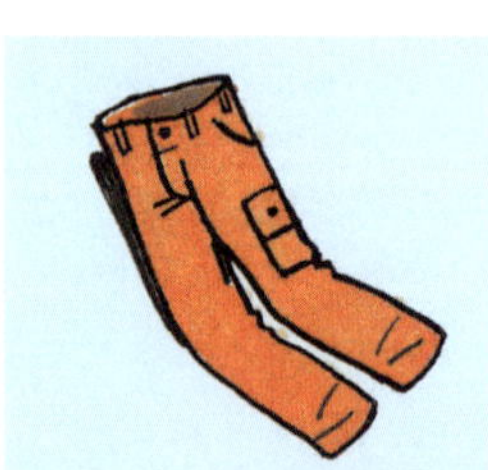 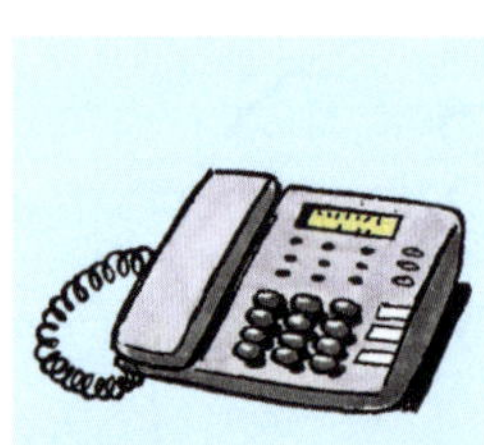 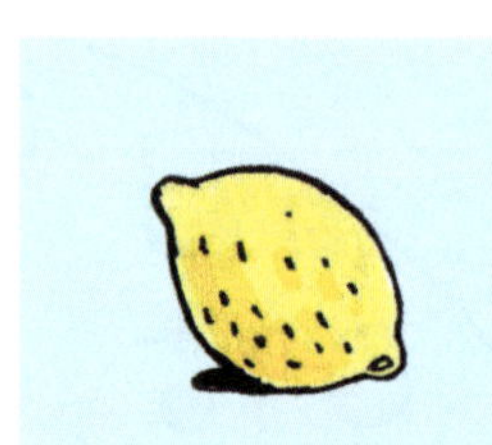 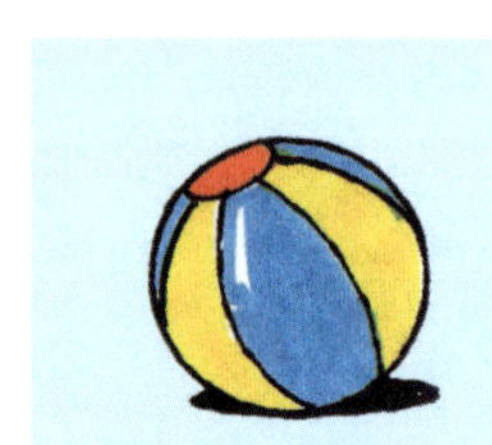

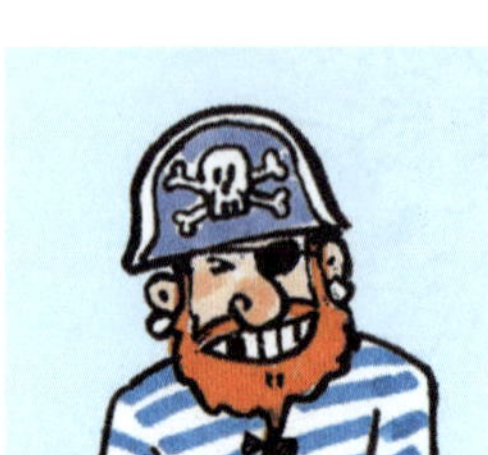 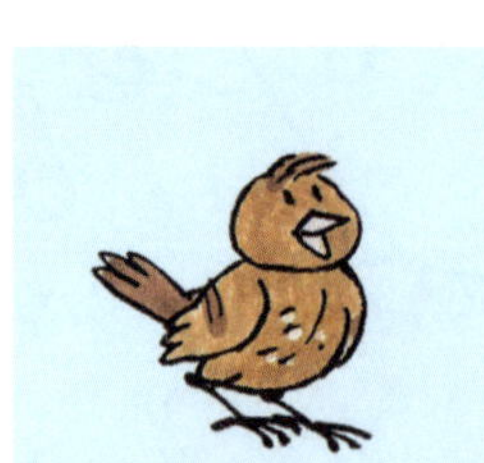 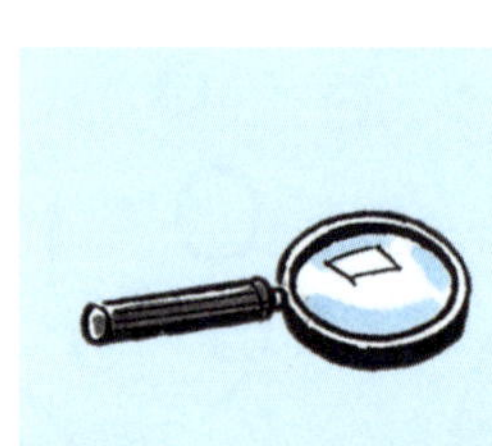 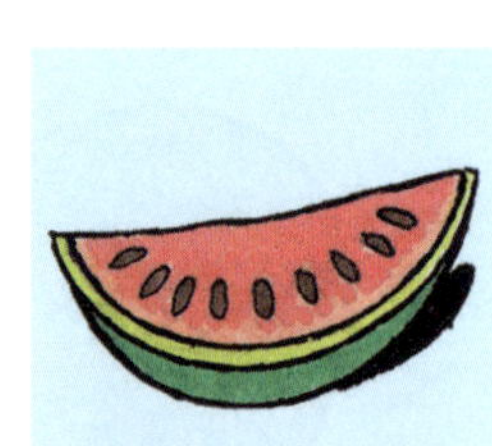

1

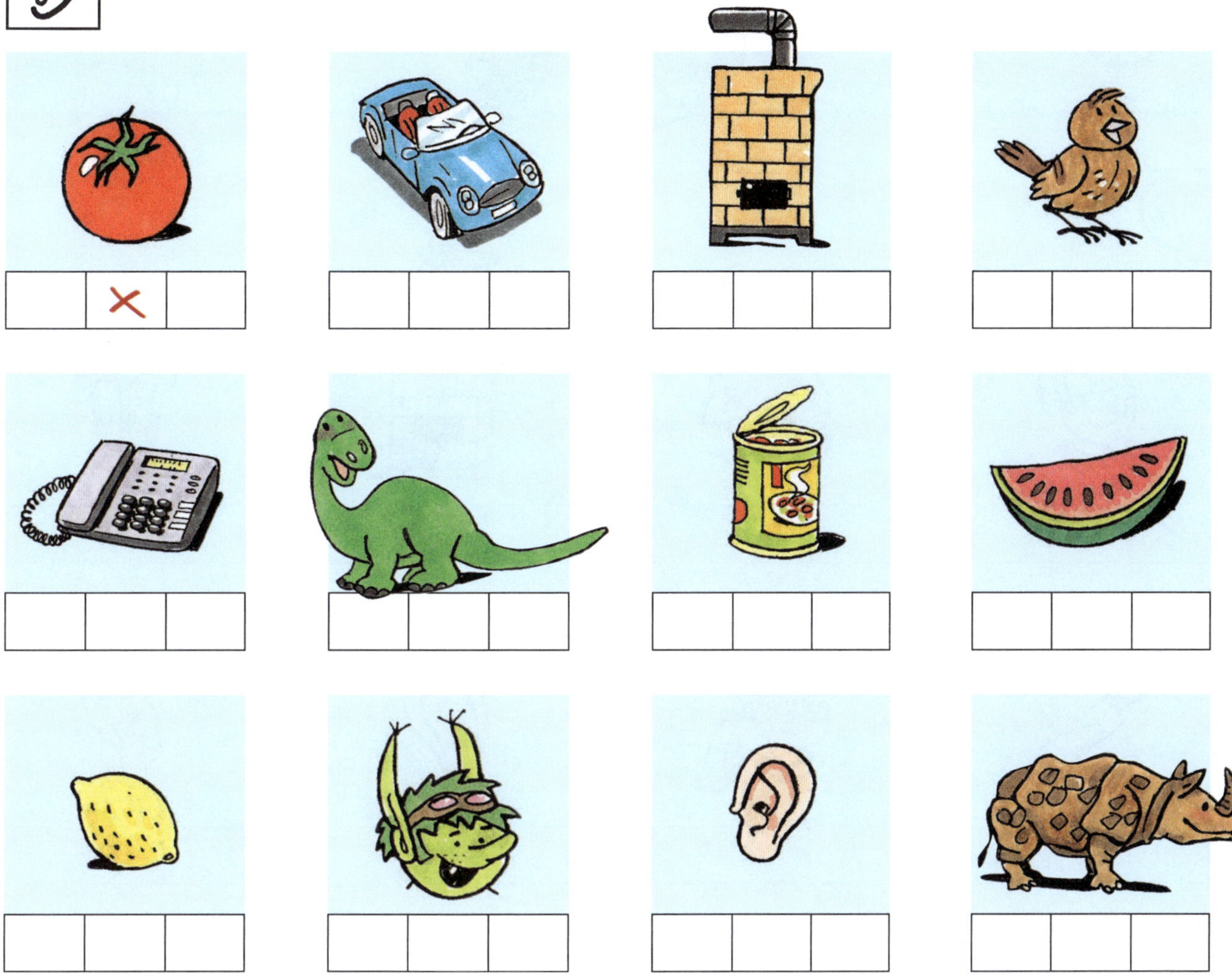

2

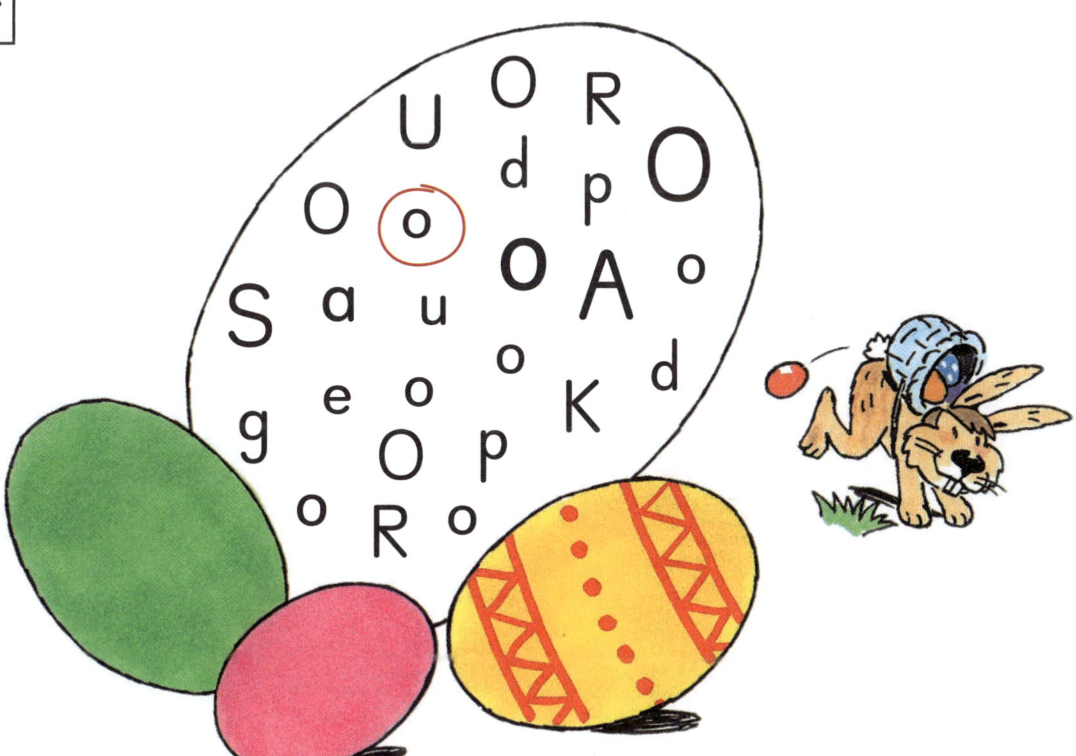

1

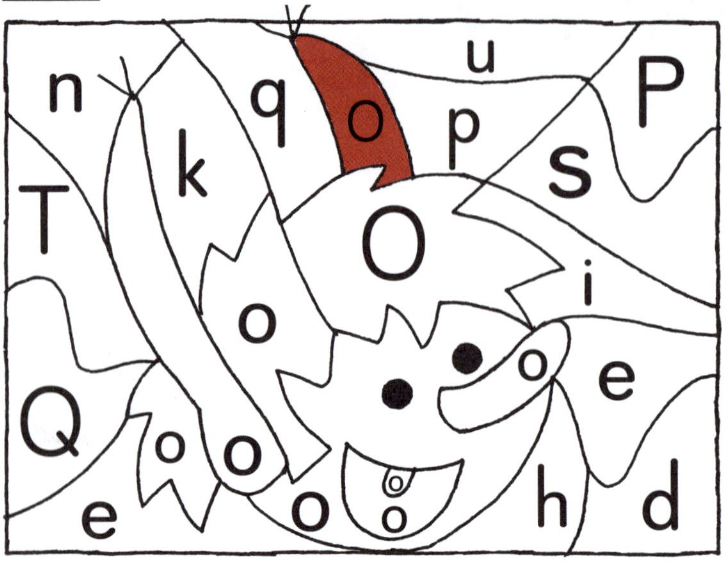

Mo

M

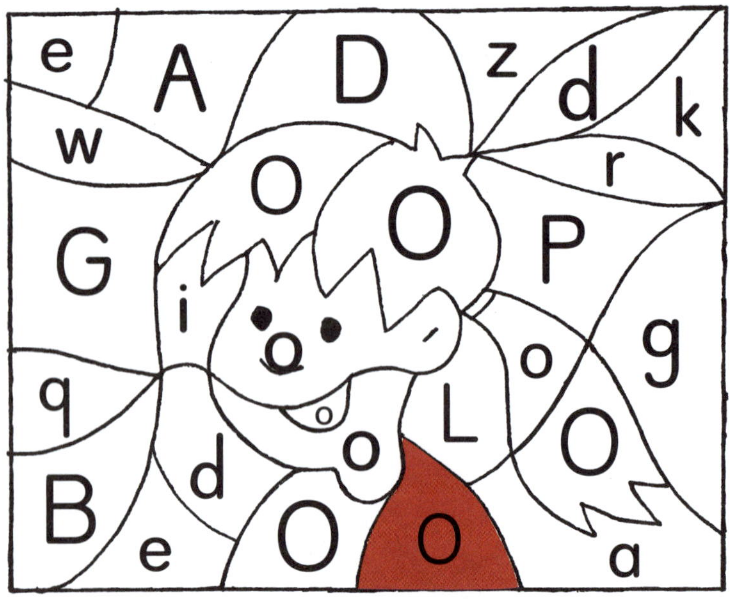

Momo

M m

2

Mo | M |

Momo | M m |

A a

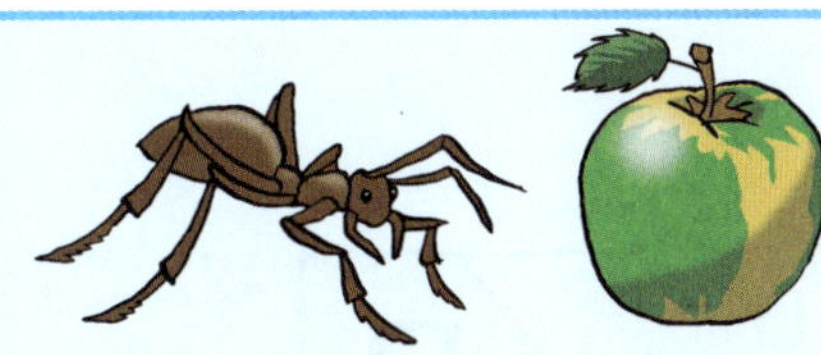

A a

1

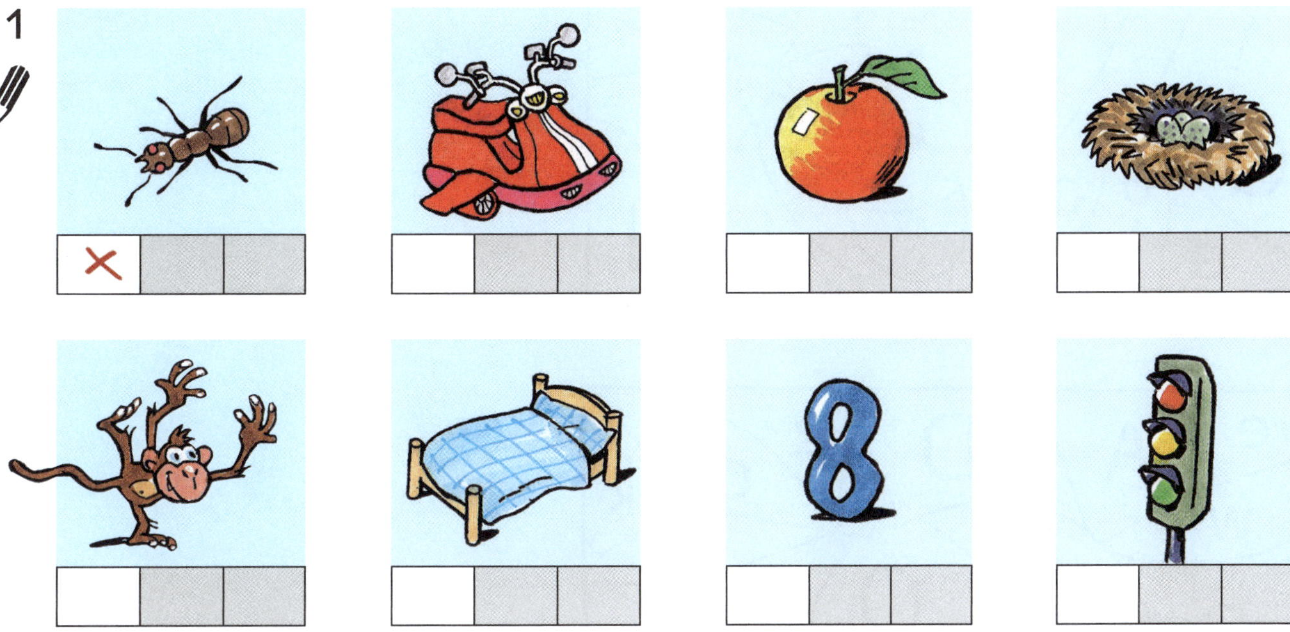

2

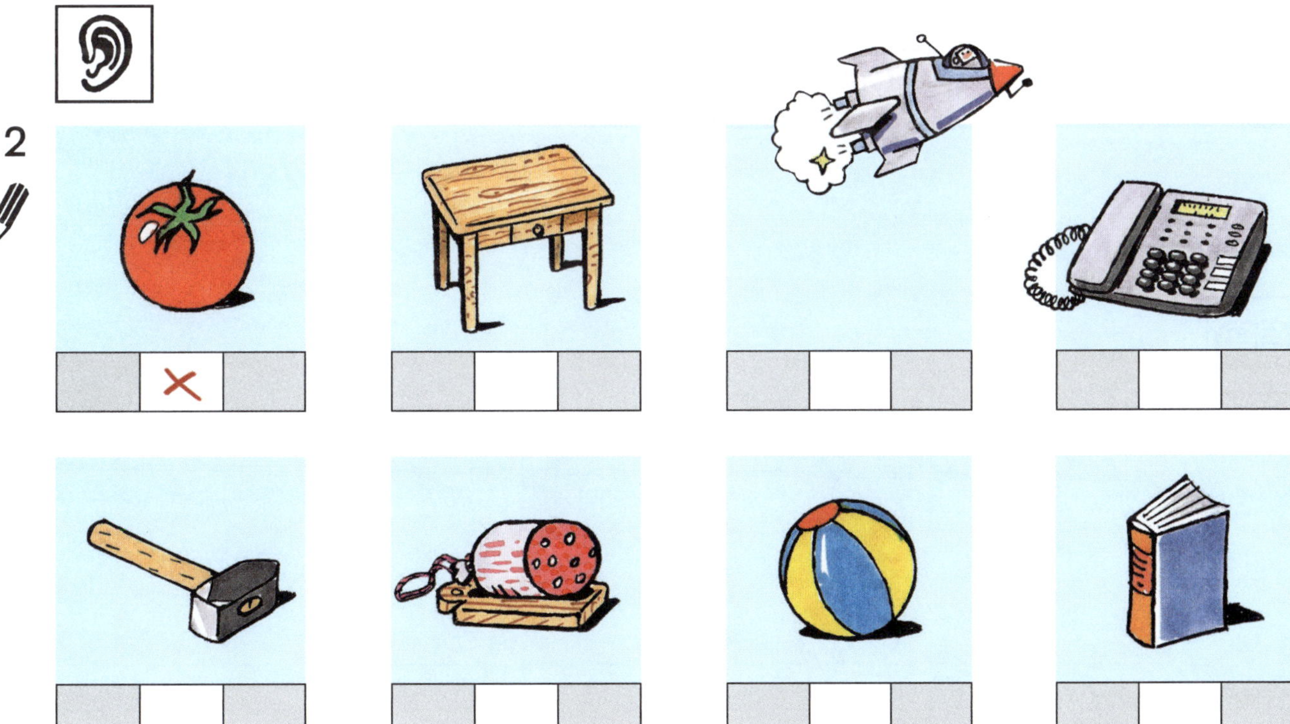

1

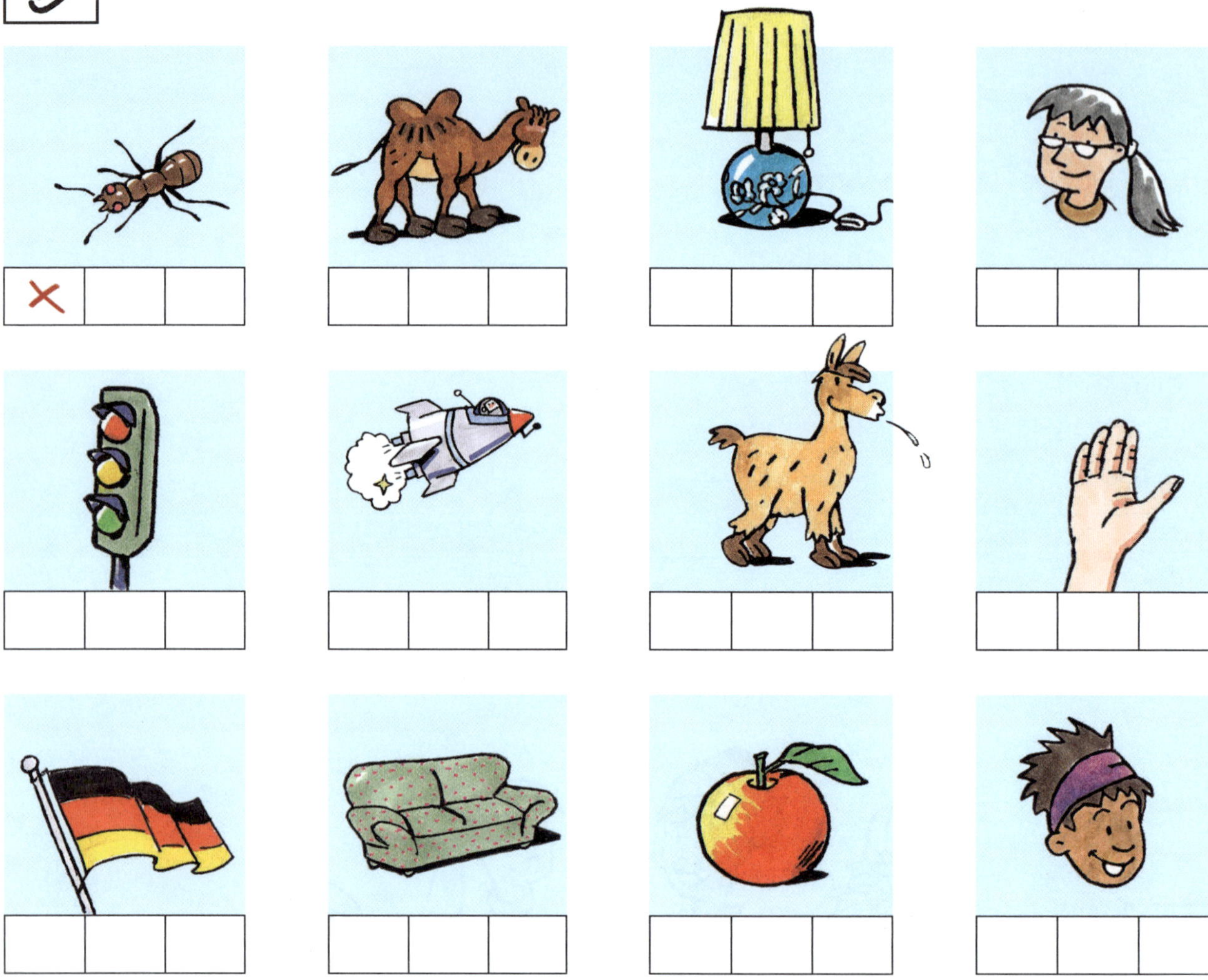

2

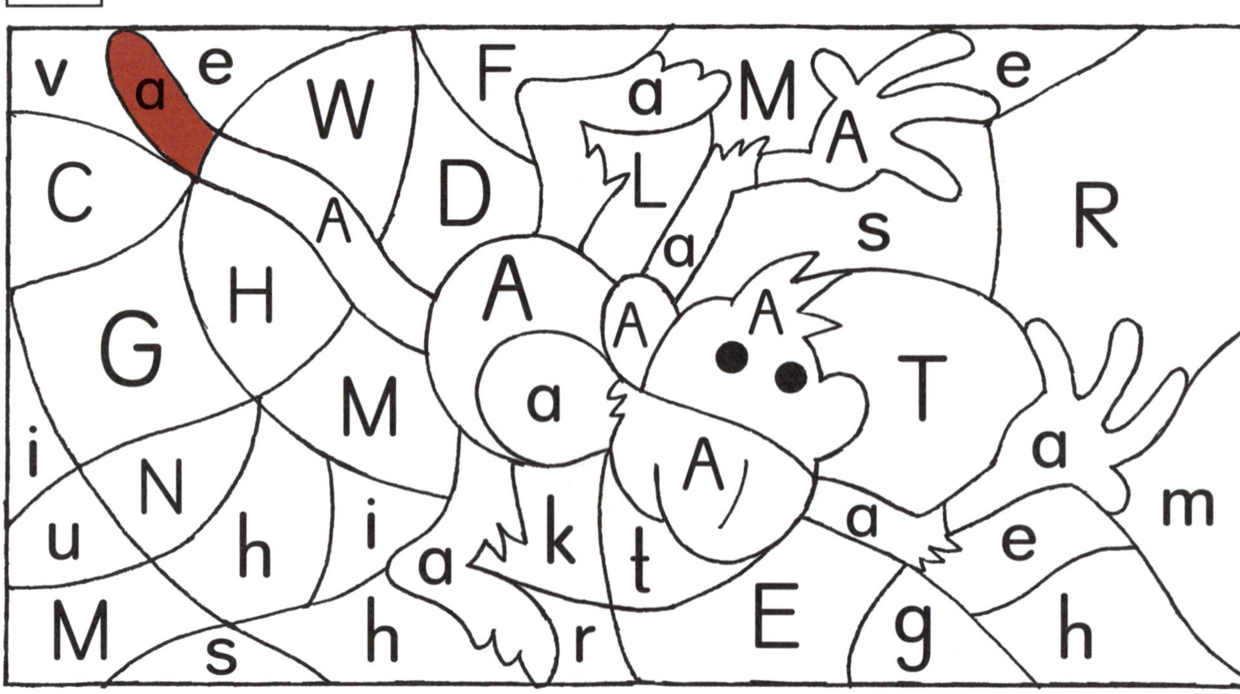

1

Mama *Oma*

M___m___ *O___a*

2

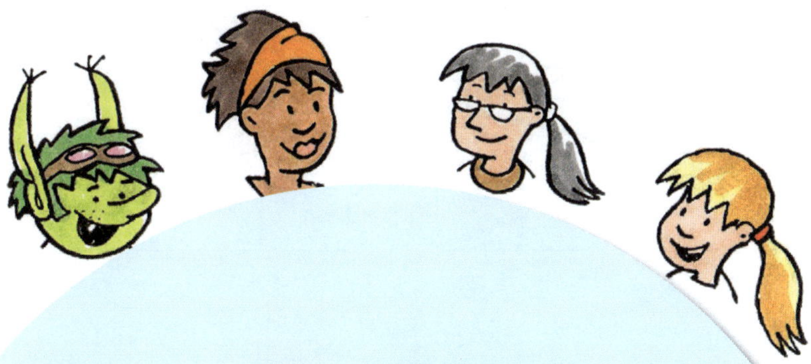

Mo ♥ Mama.

Mama ♥ Oma.

Oma ♥ Momo.

Momo ♥ Mo.

1

Ma ma

O ma

O — *ma* — *Ma*

O ma

Ma ma

2

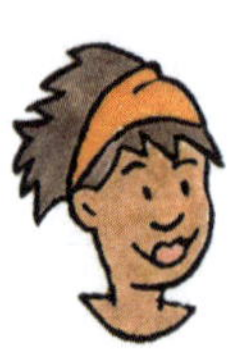 Mama am 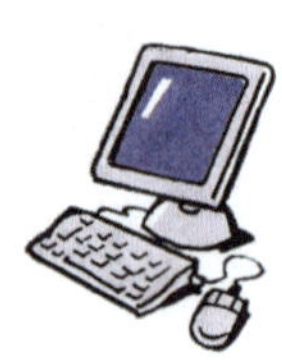

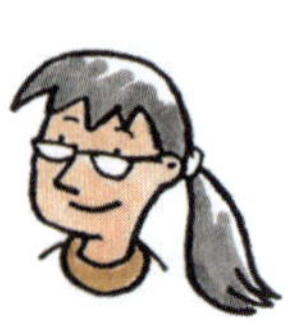 Oma am 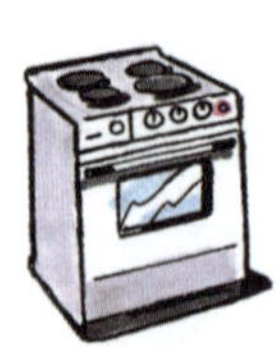

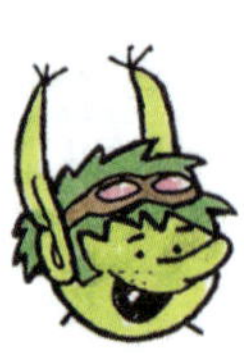 Mo am 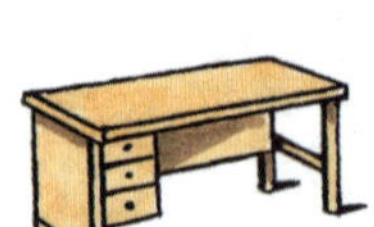

I i 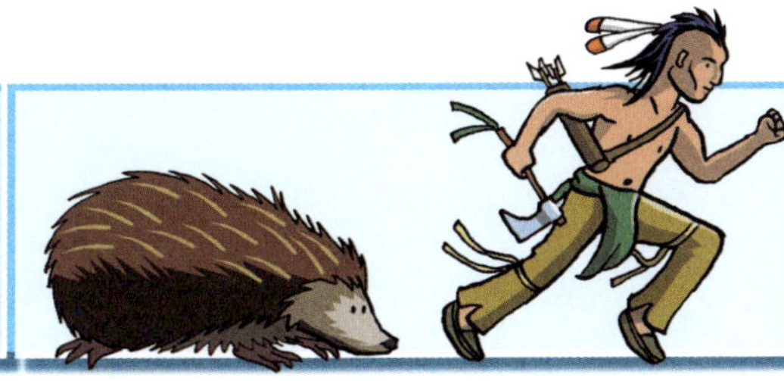 I i

1

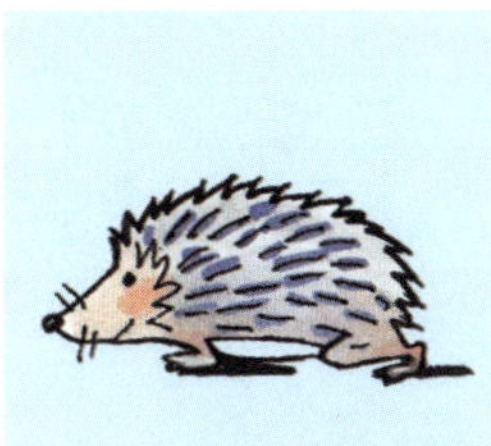 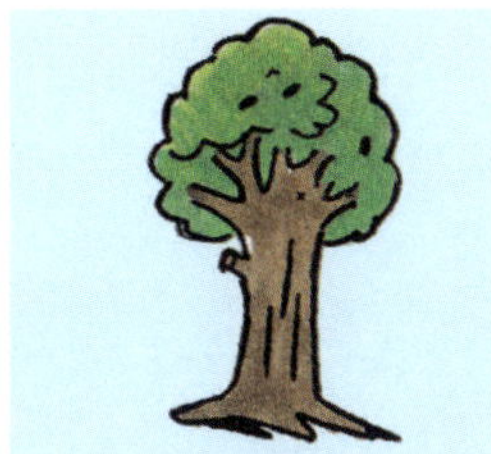 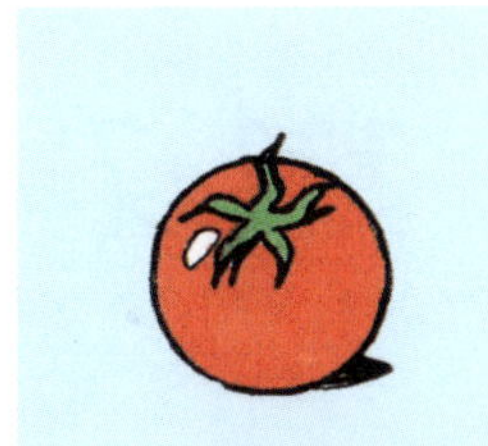 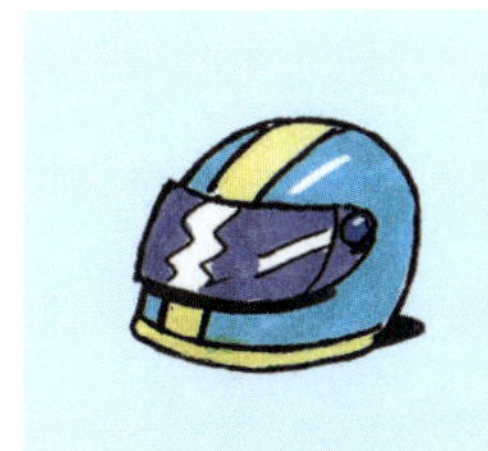

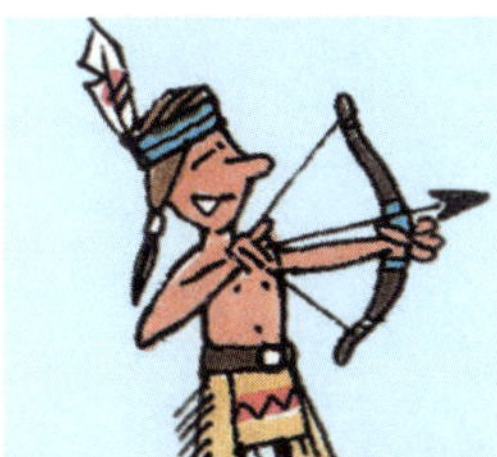 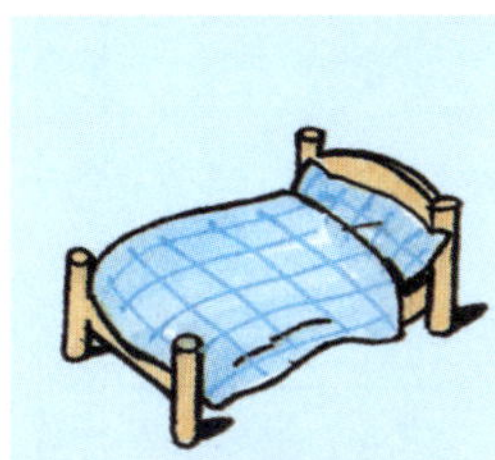 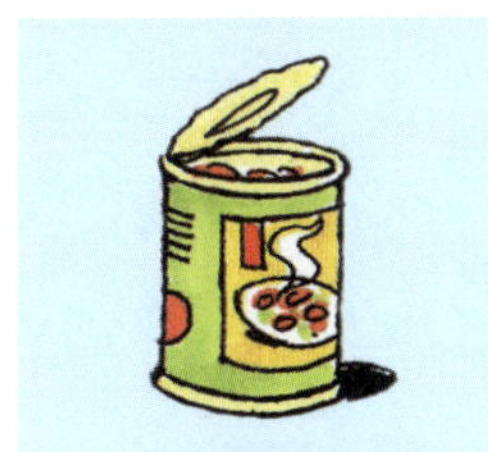 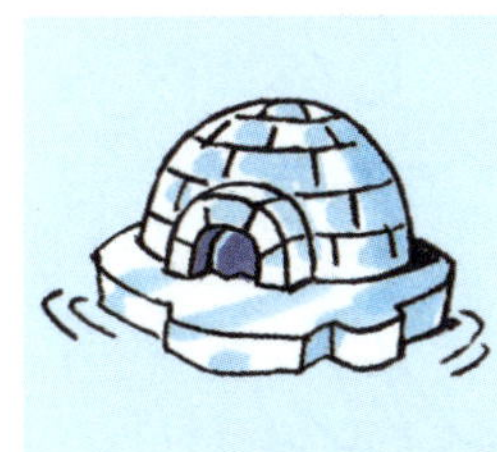

2

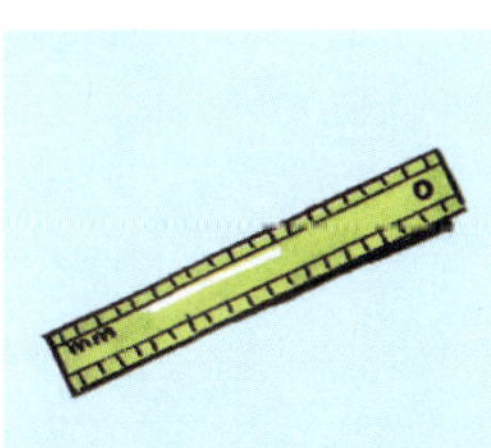 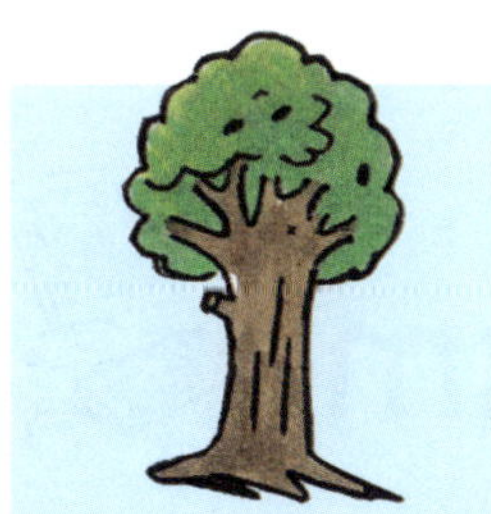 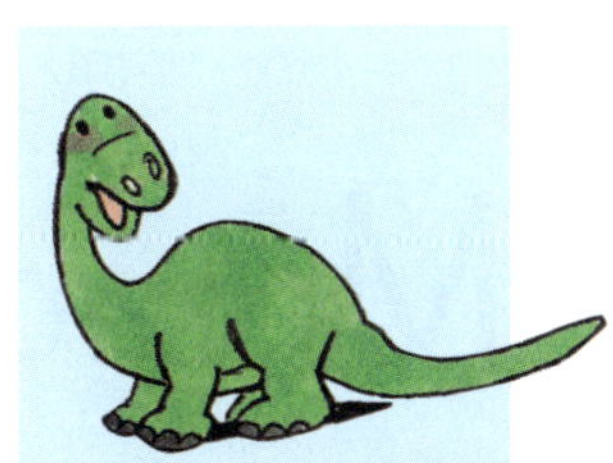 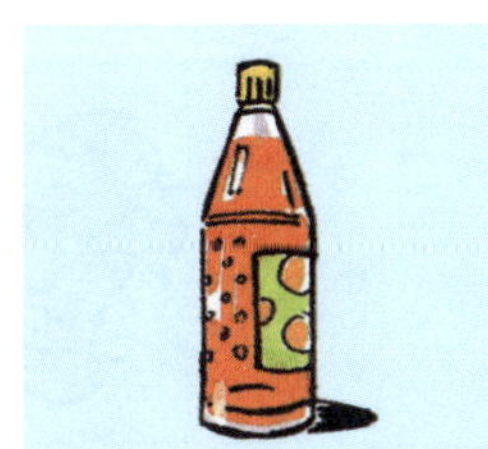

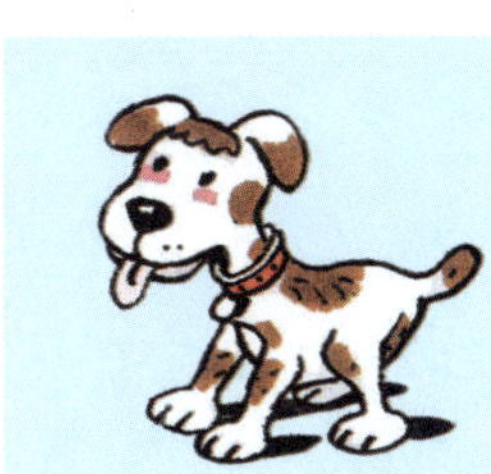 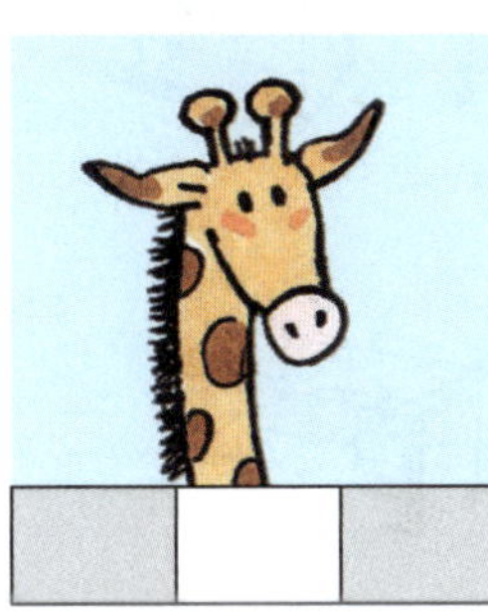 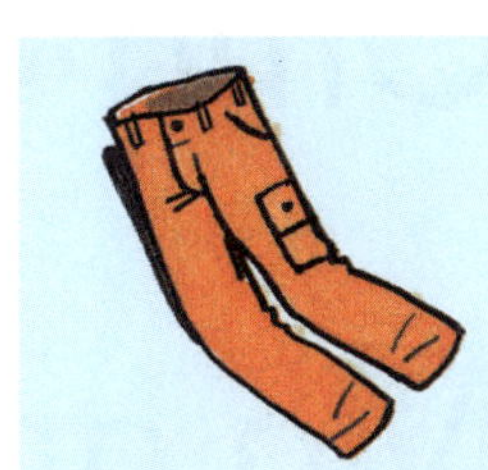 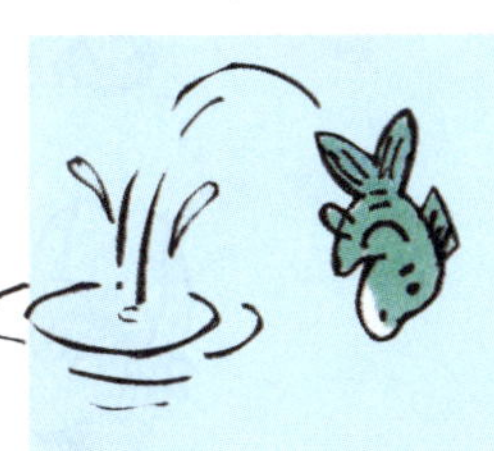

1

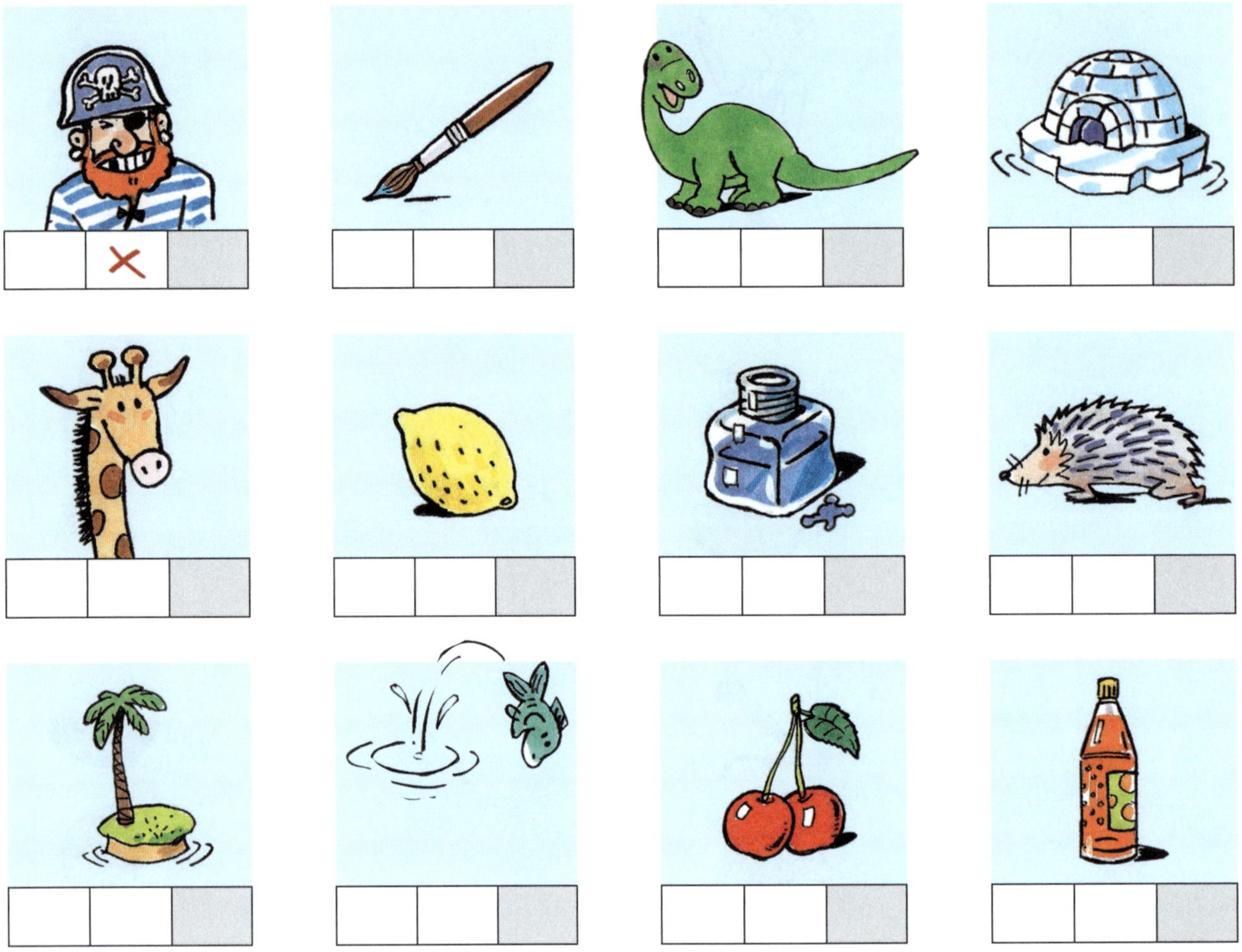

2

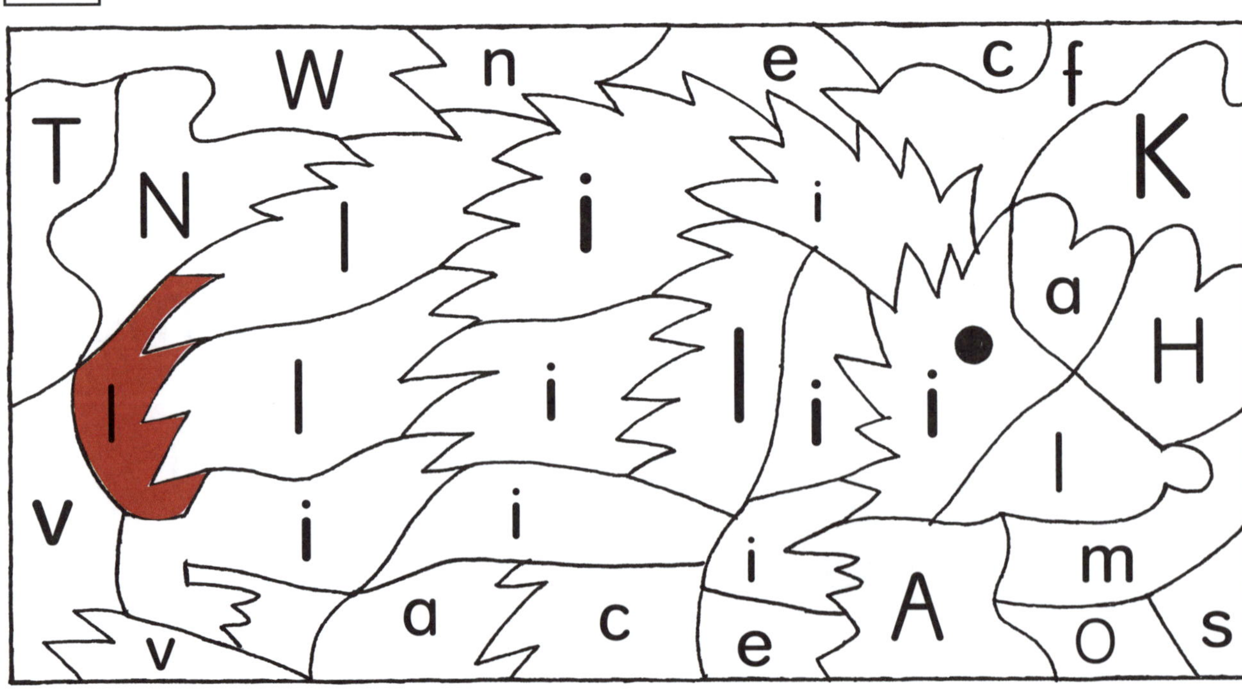

1

Ma

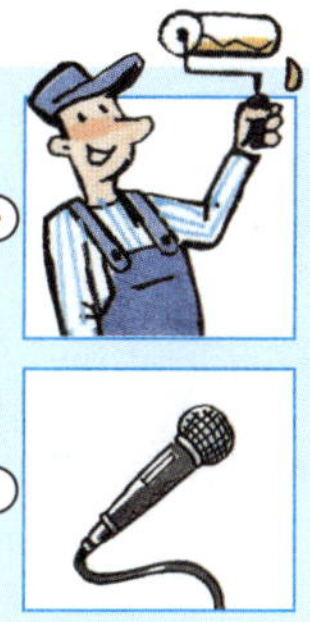

Mo

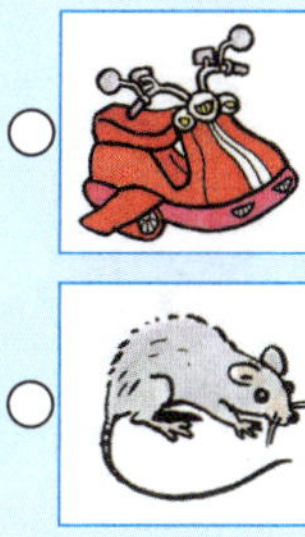

Mo

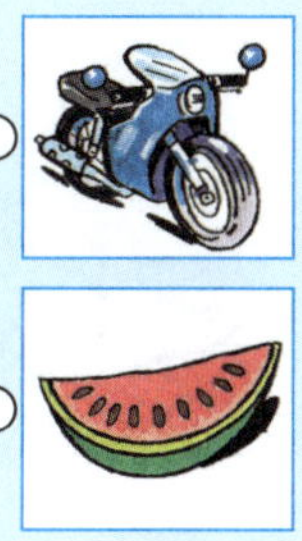

Mi

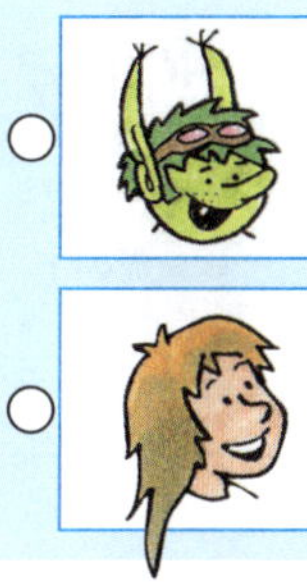

Mi

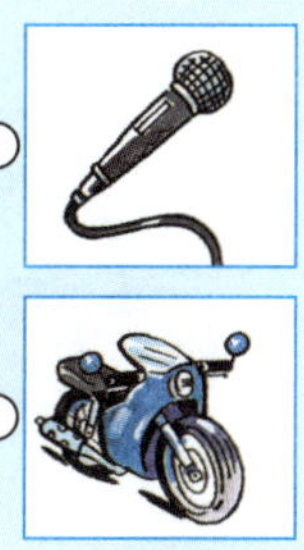

Ma

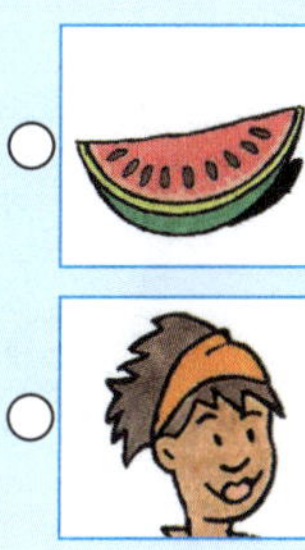

2

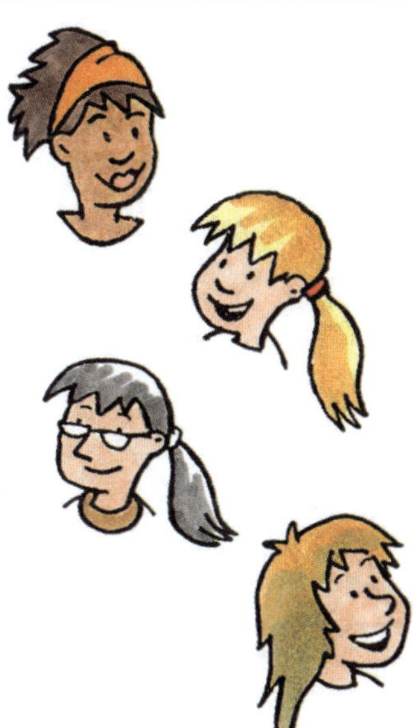

Ma ma Mama

Mo mo Momo

O mi Omi

Mi mi Mimi

1

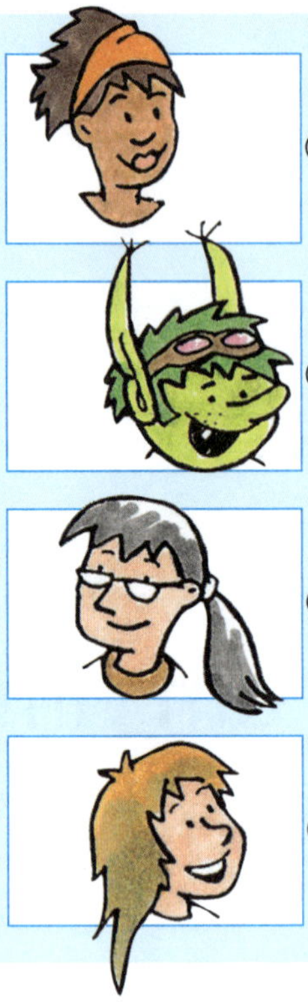

Mo

Mama

Mimi

Oma

2

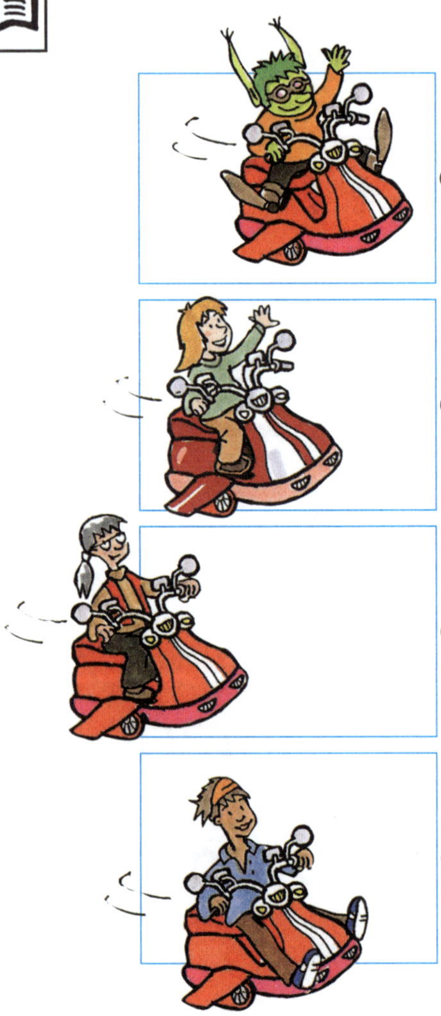

Mo im 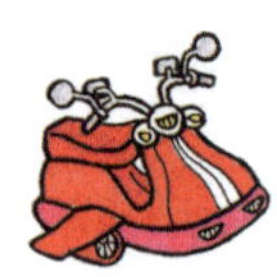

Omi im 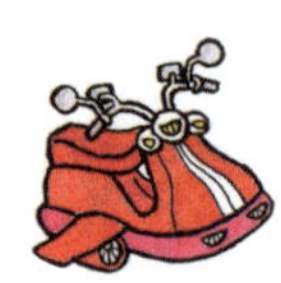

Mimi im 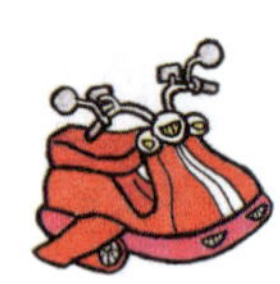

Mami im 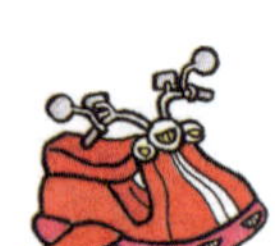

ist *ist*

1

ist im ist am im ist ist im

am ist am im ist ist am im ist

2

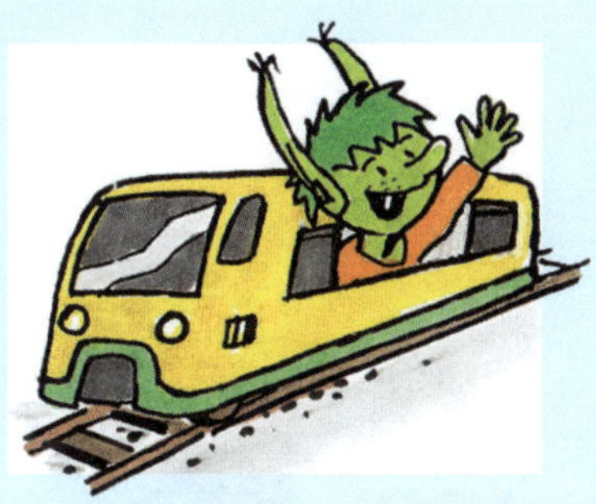

Mami ist im 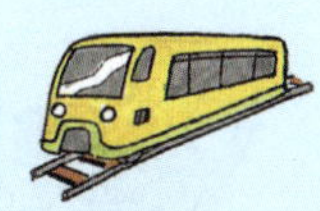 . ☐

Mo ist im 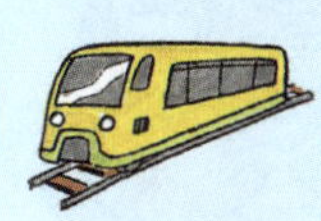 . ☐

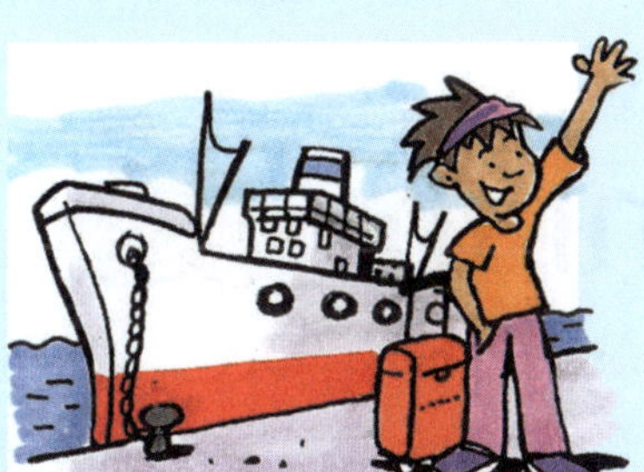

Momo ist am 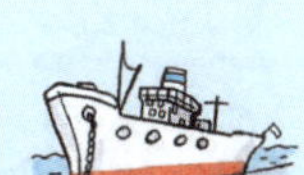 . ☐

 ist am 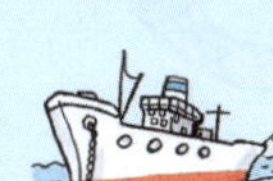 . ☐

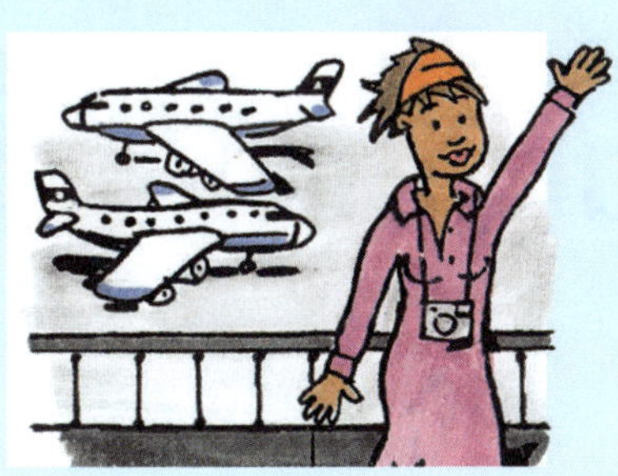

Am 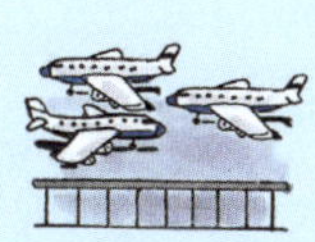 ist Mama. ☐

Am 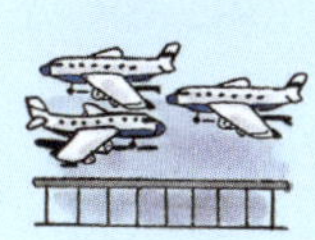 ist Oma. ☐

P p P p

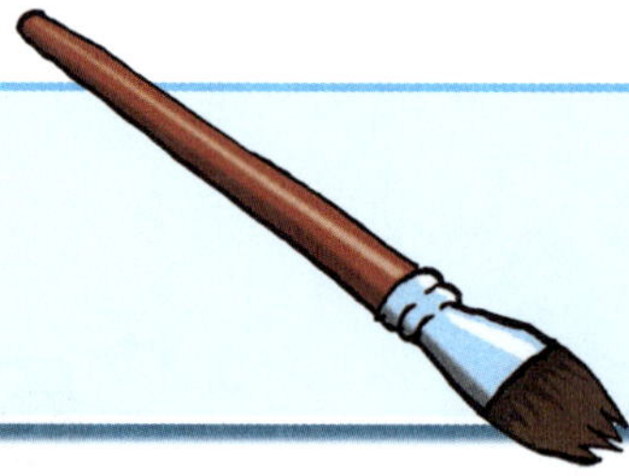

1

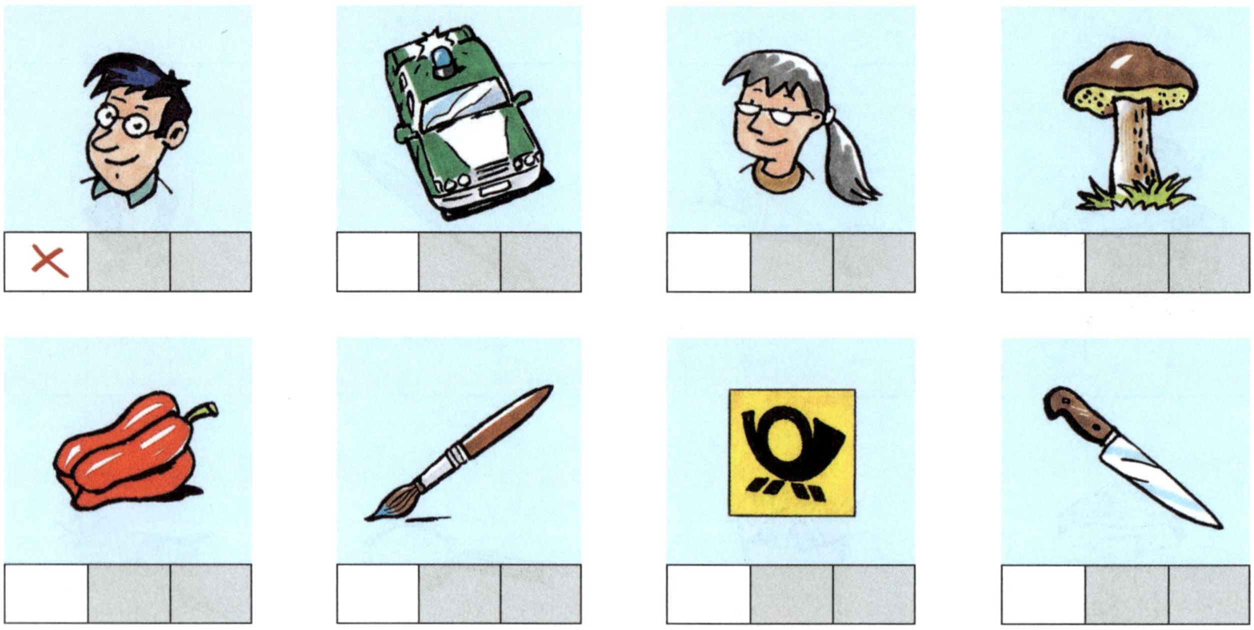

2

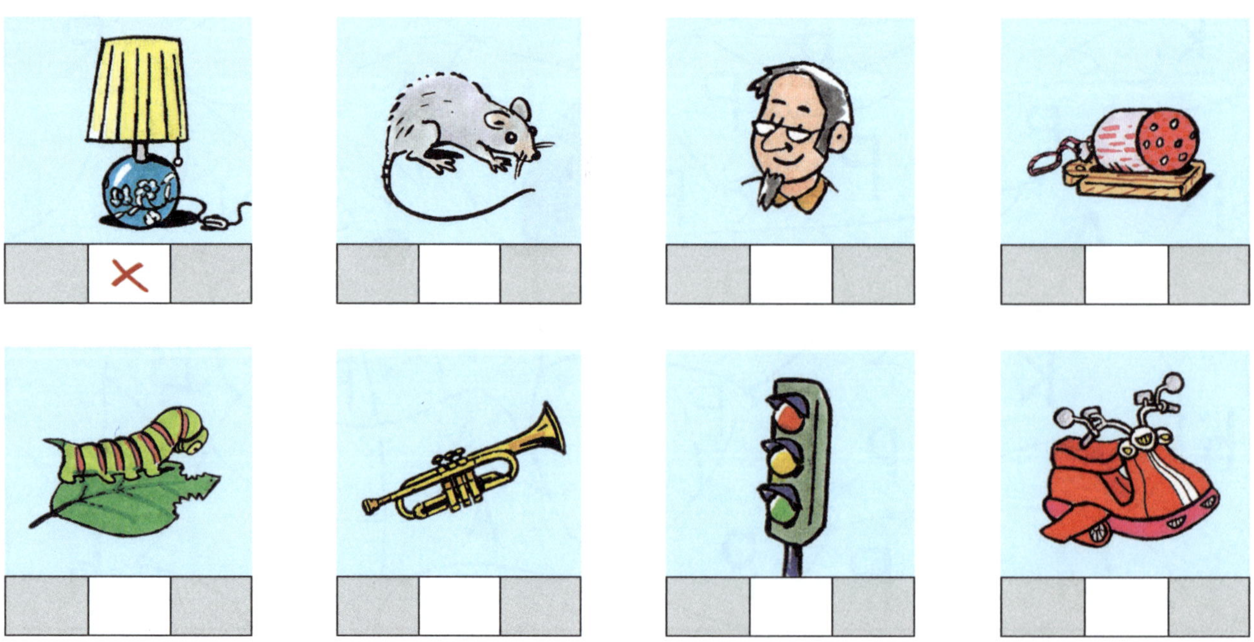

1

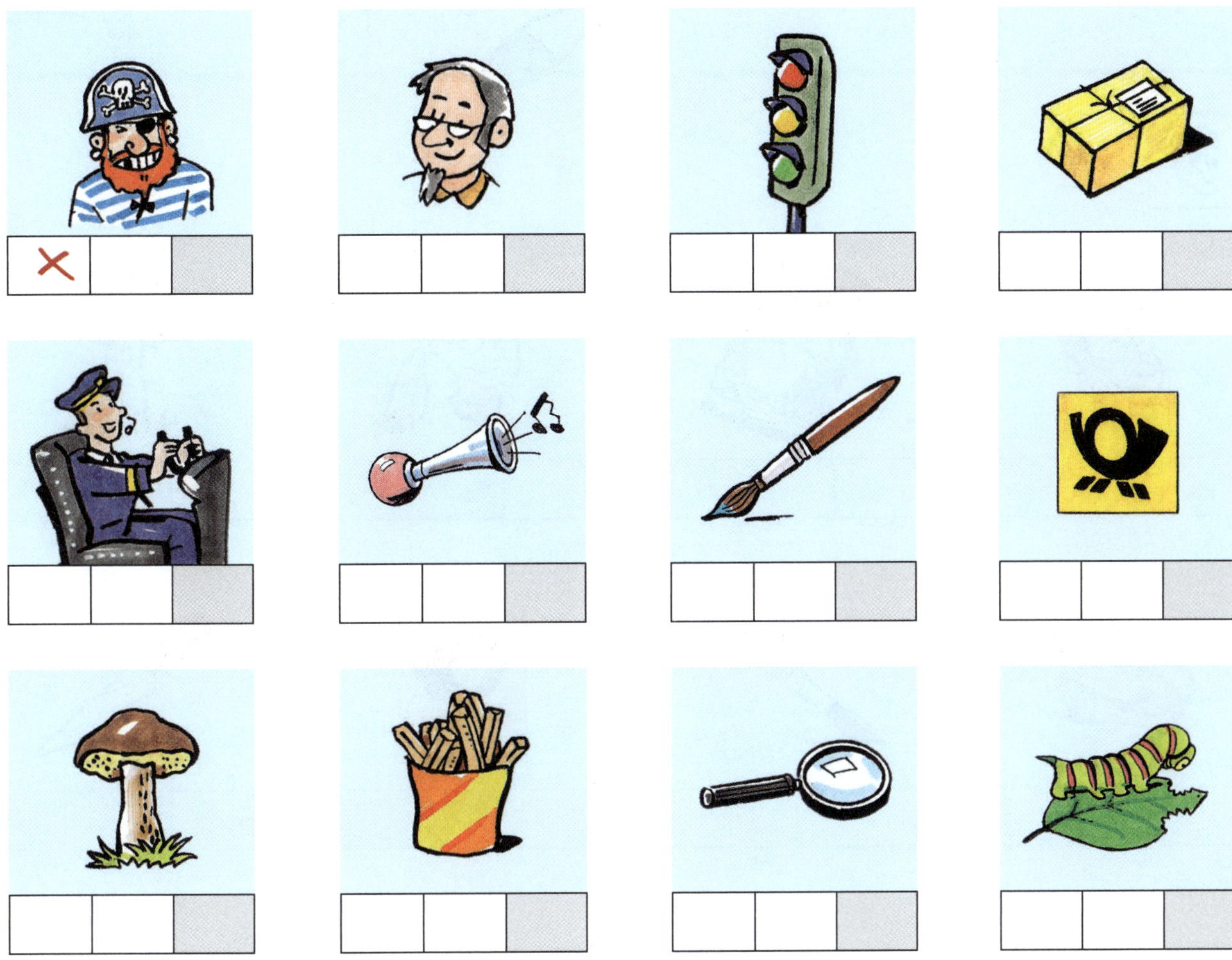

2

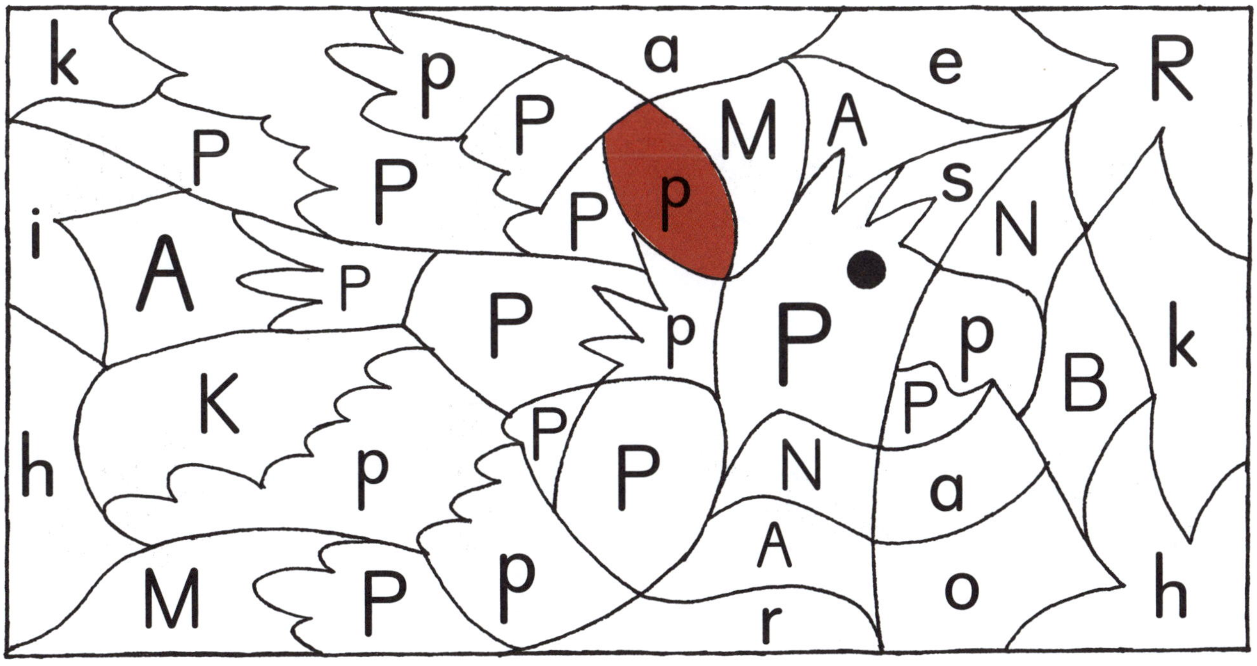

1

Pa 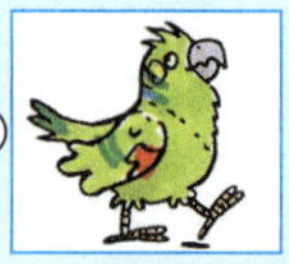 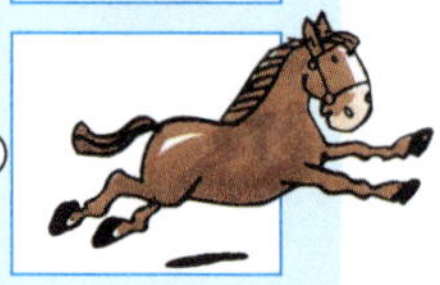

Pi 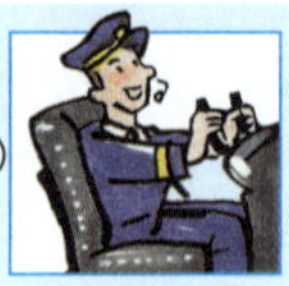 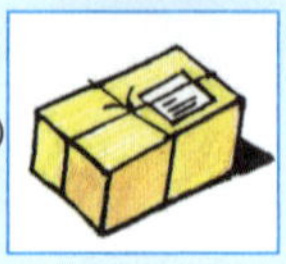

Pi 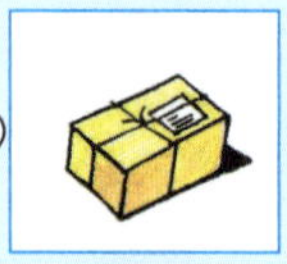 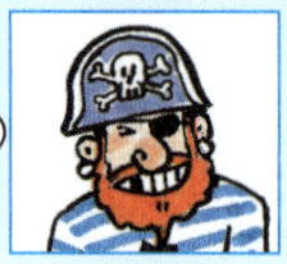

Po 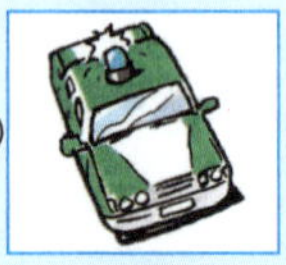 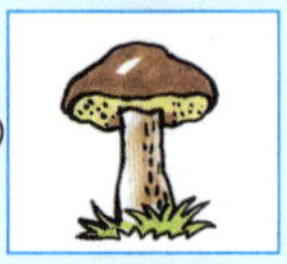

Po 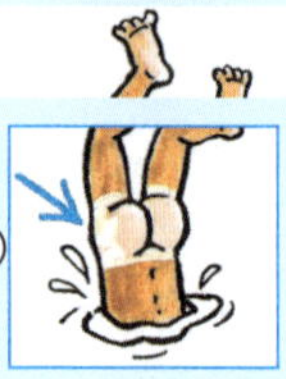 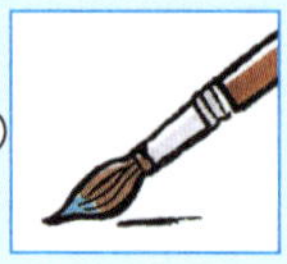

Pa 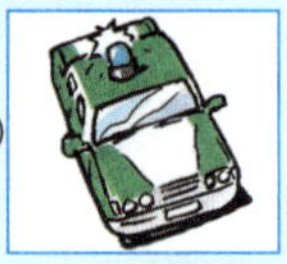 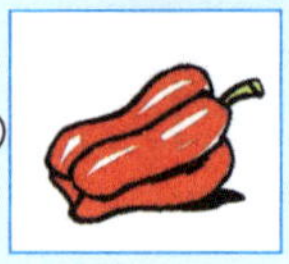

2

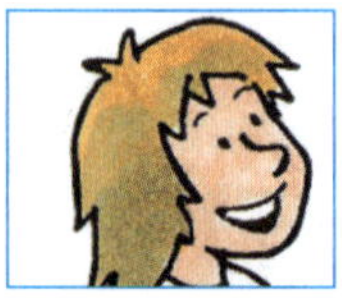
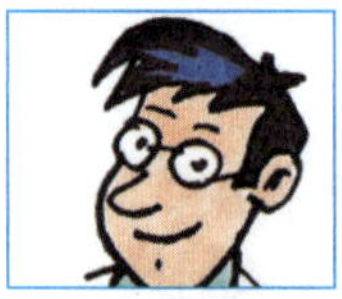
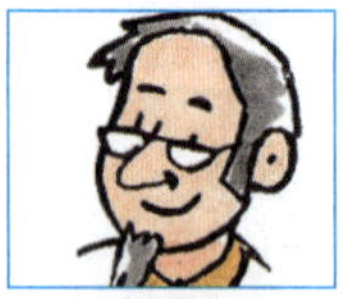
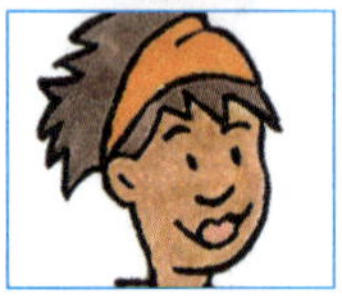

Pa pa	Papa
Mi mi	Mimi
Ma ma	Mama
O pa	Opa

1

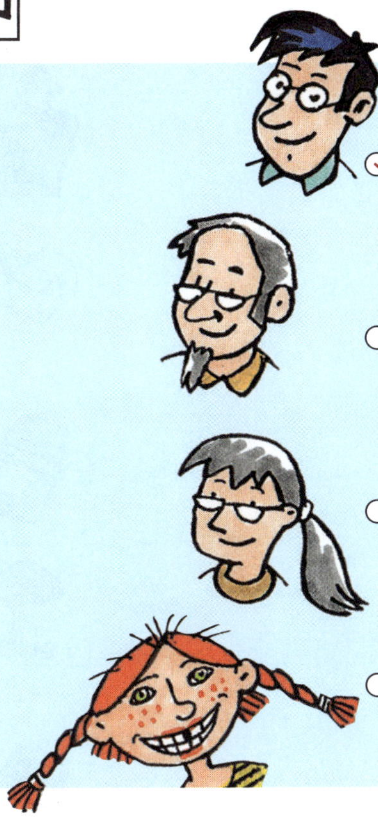

Opa

Papa

Pippi

Oma

2

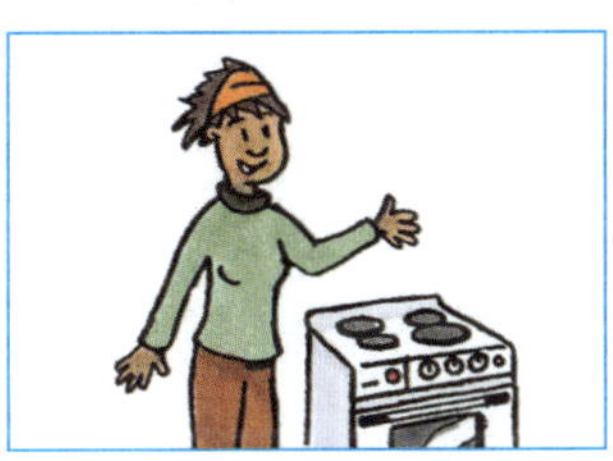

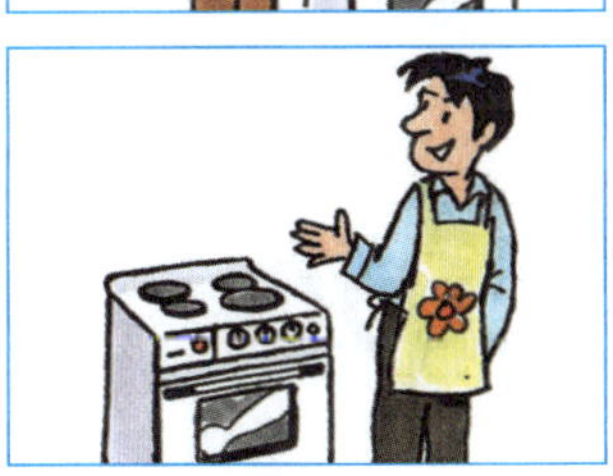

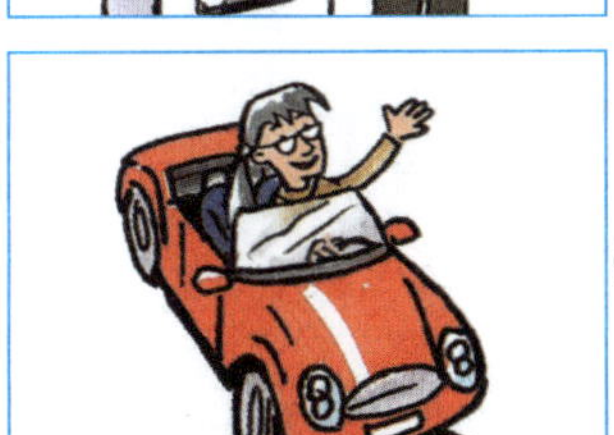

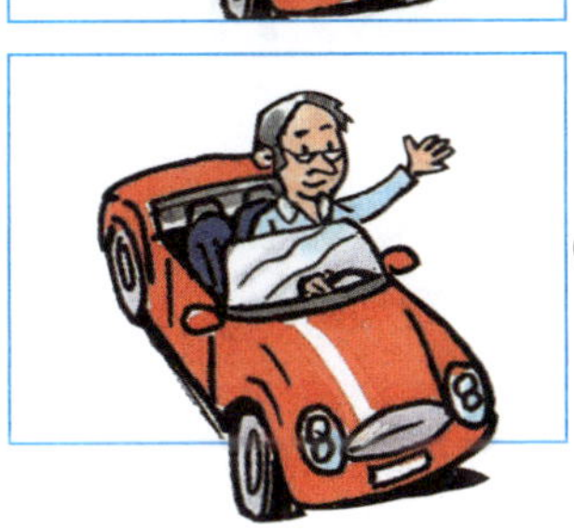

Papa ist am 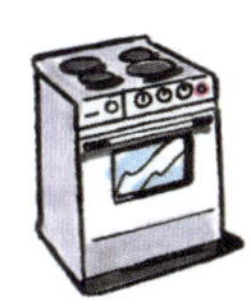 .

Mama ist am 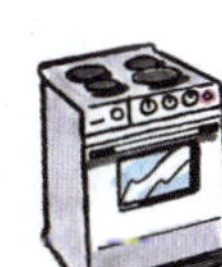 .

Opa ist im 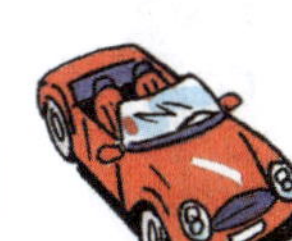 .

Oma ist im 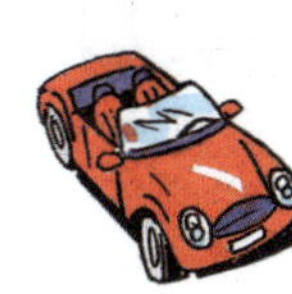 .

L l 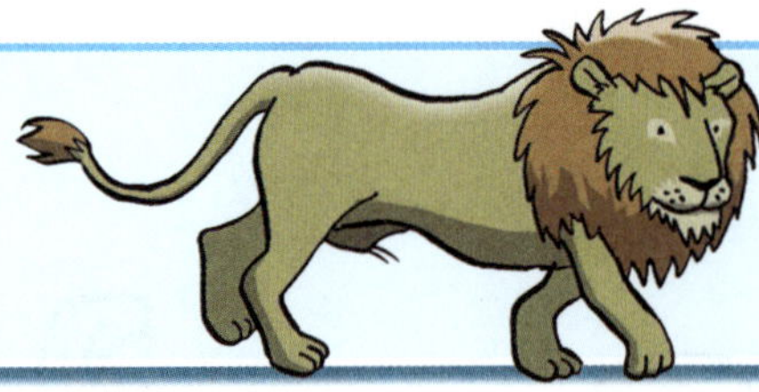 L l

1

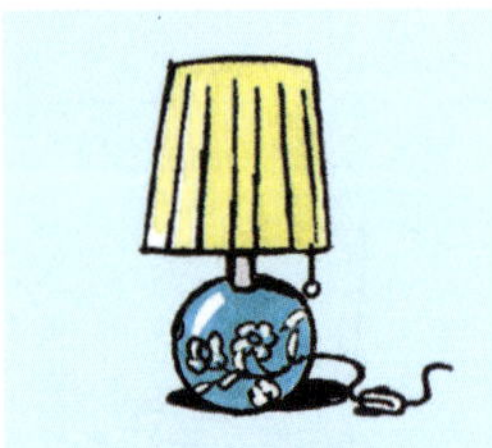 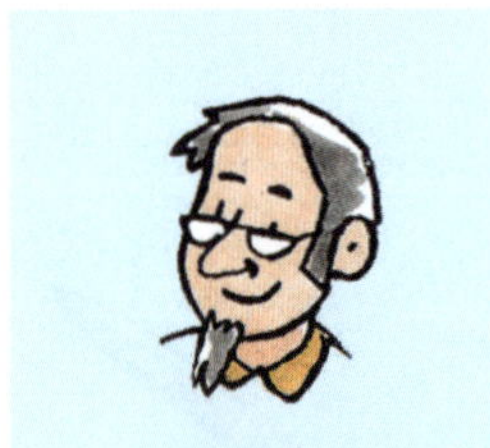 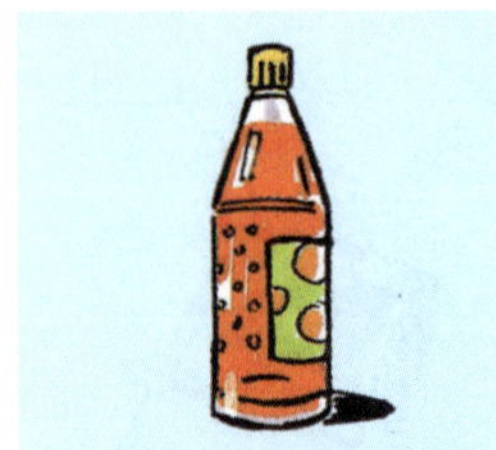 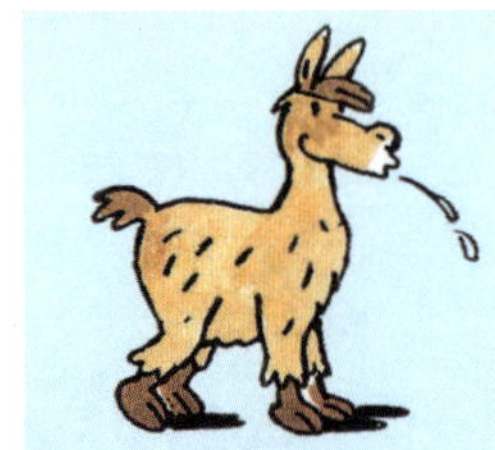

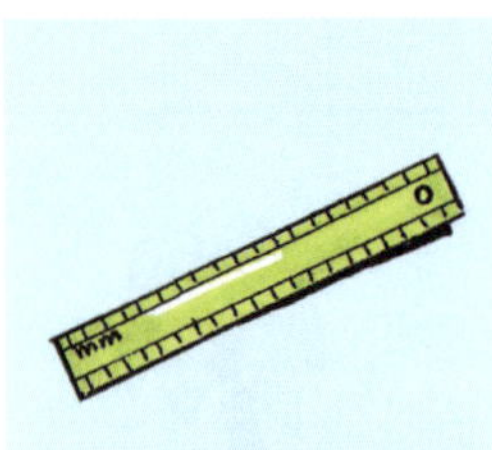 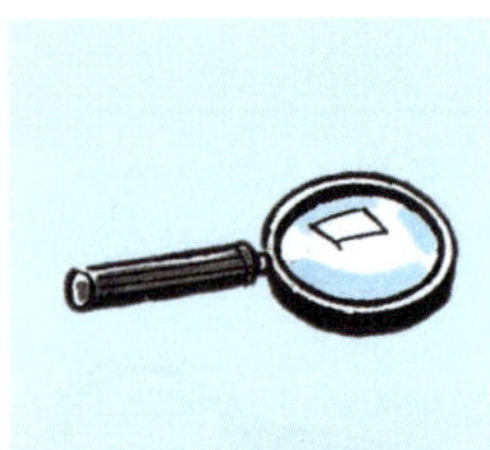 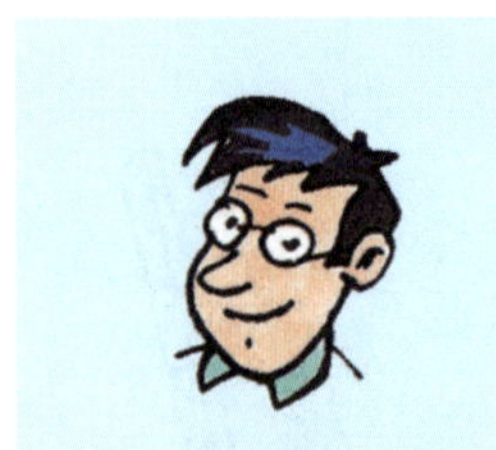 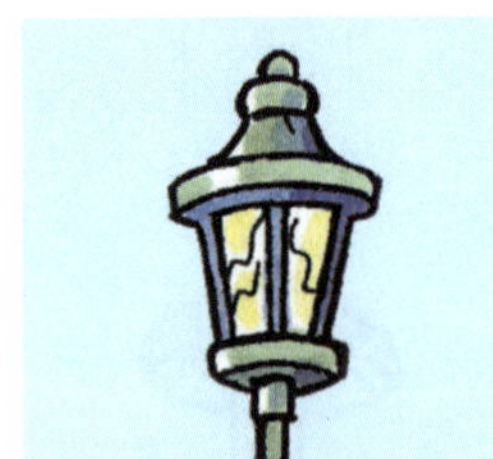

2

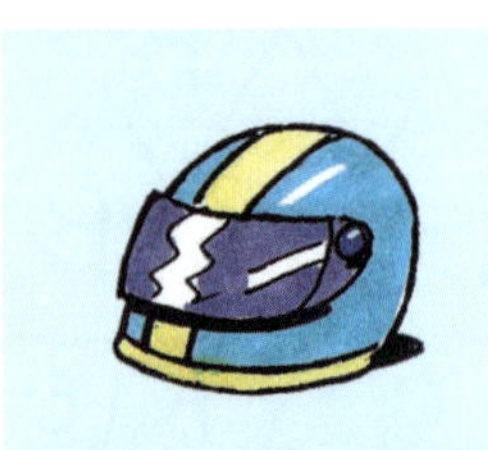 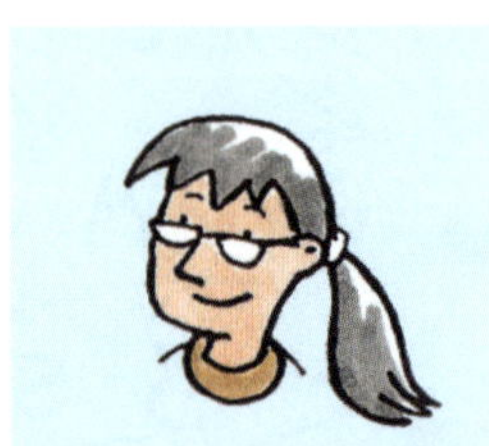 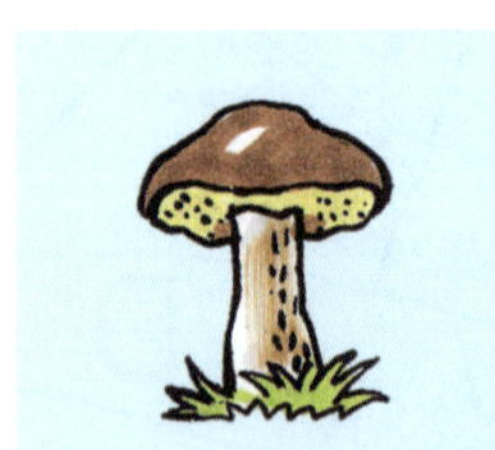 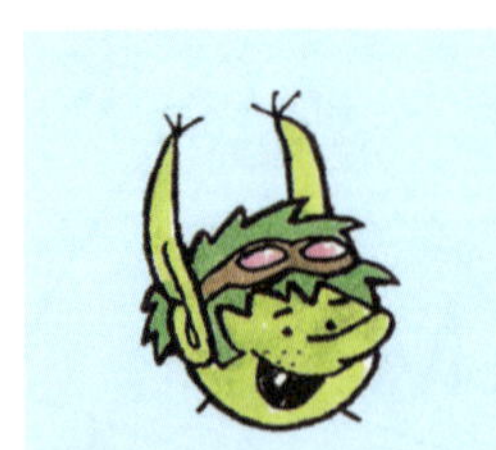

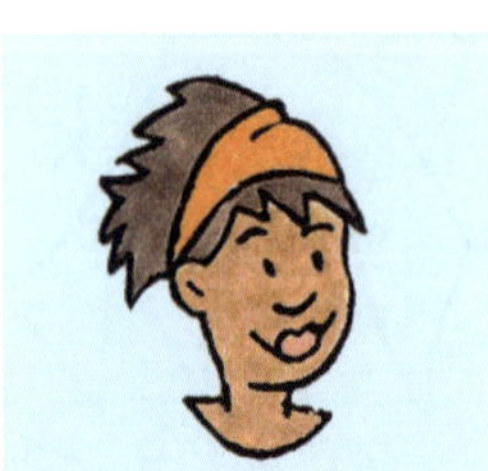 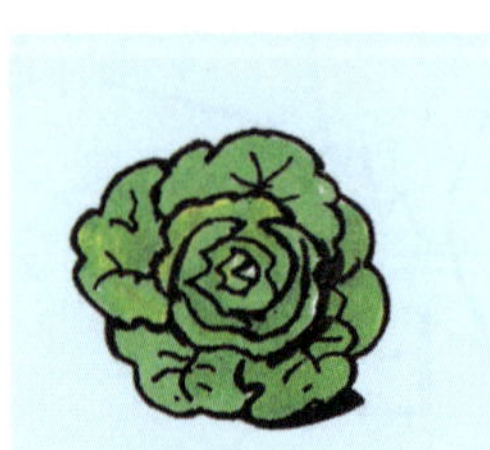 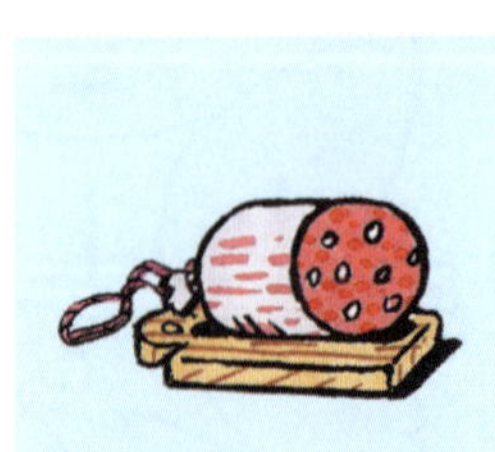 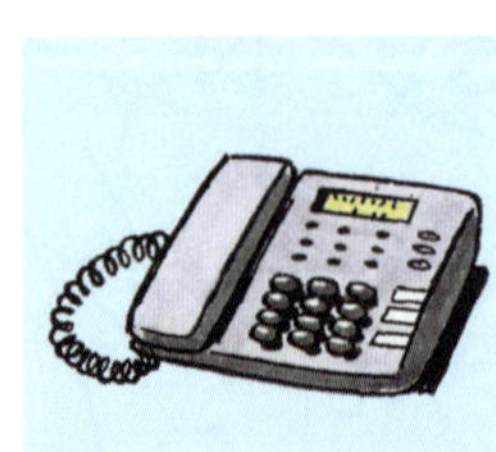

1

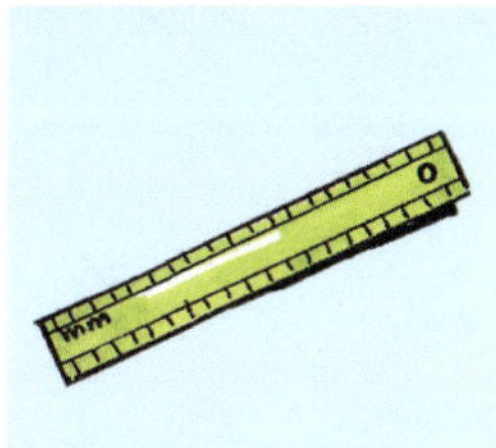
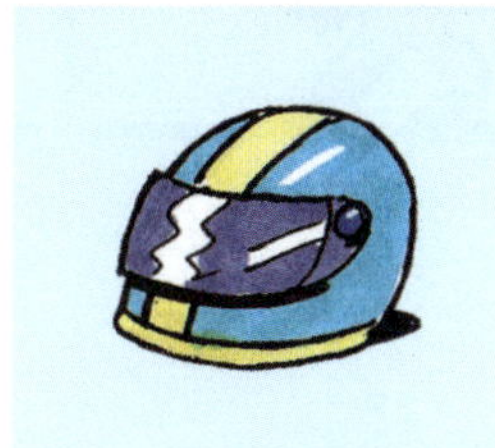
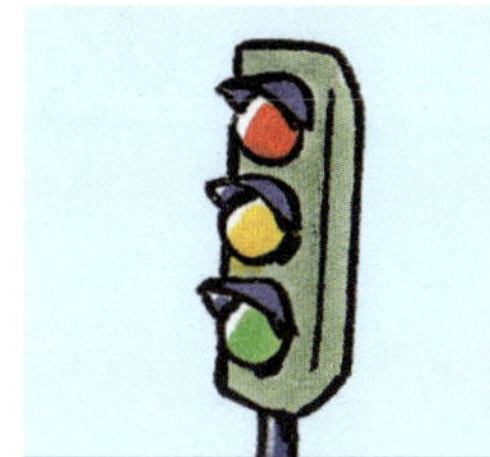
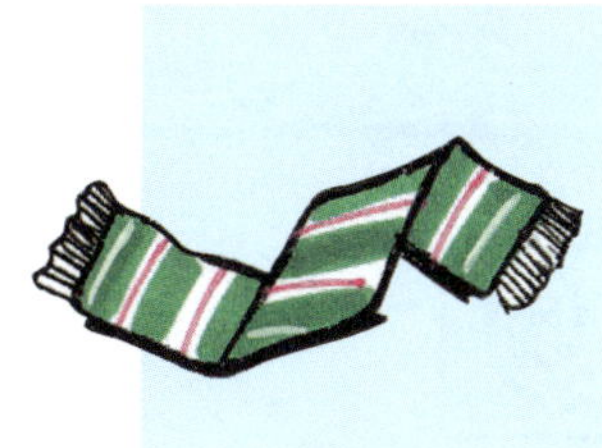
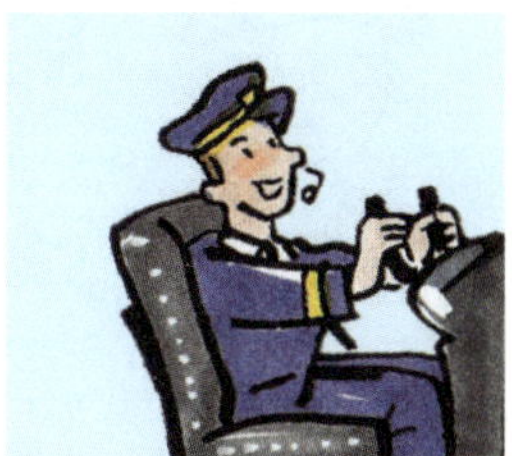
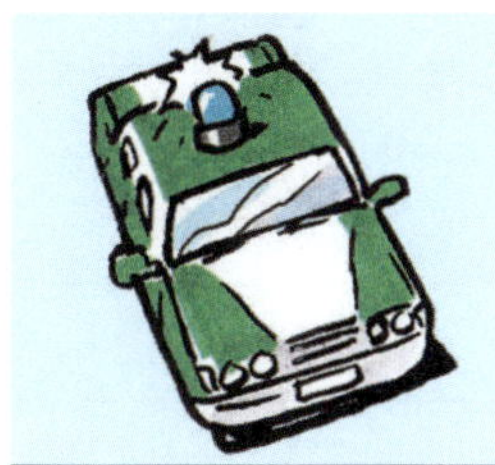
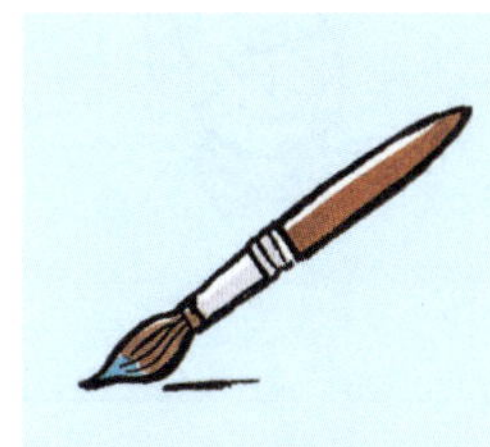
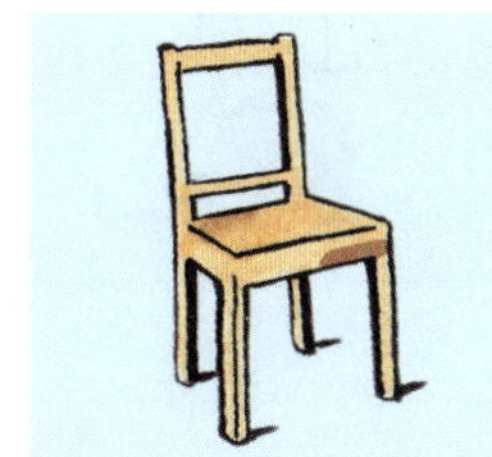
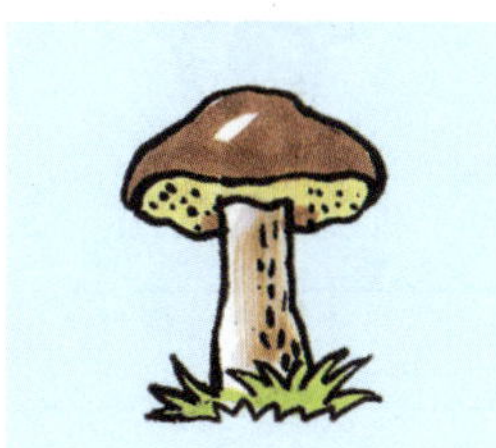
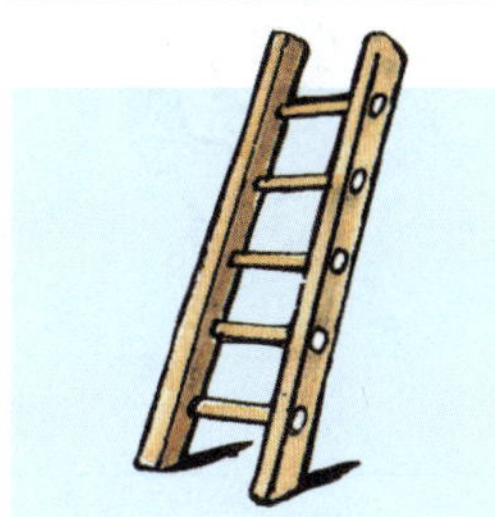
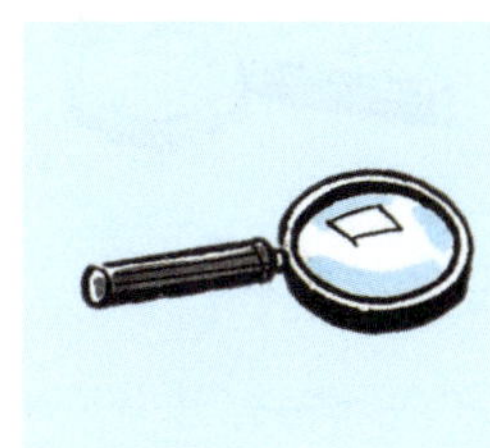
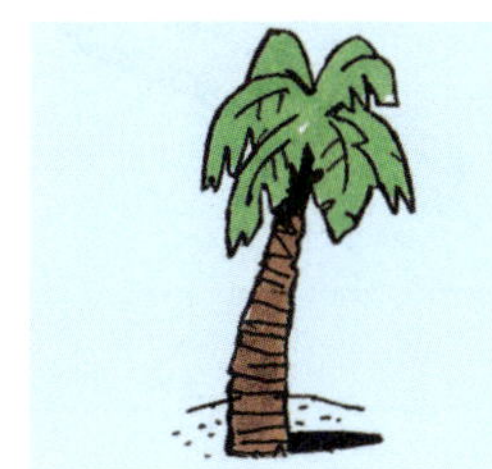

2

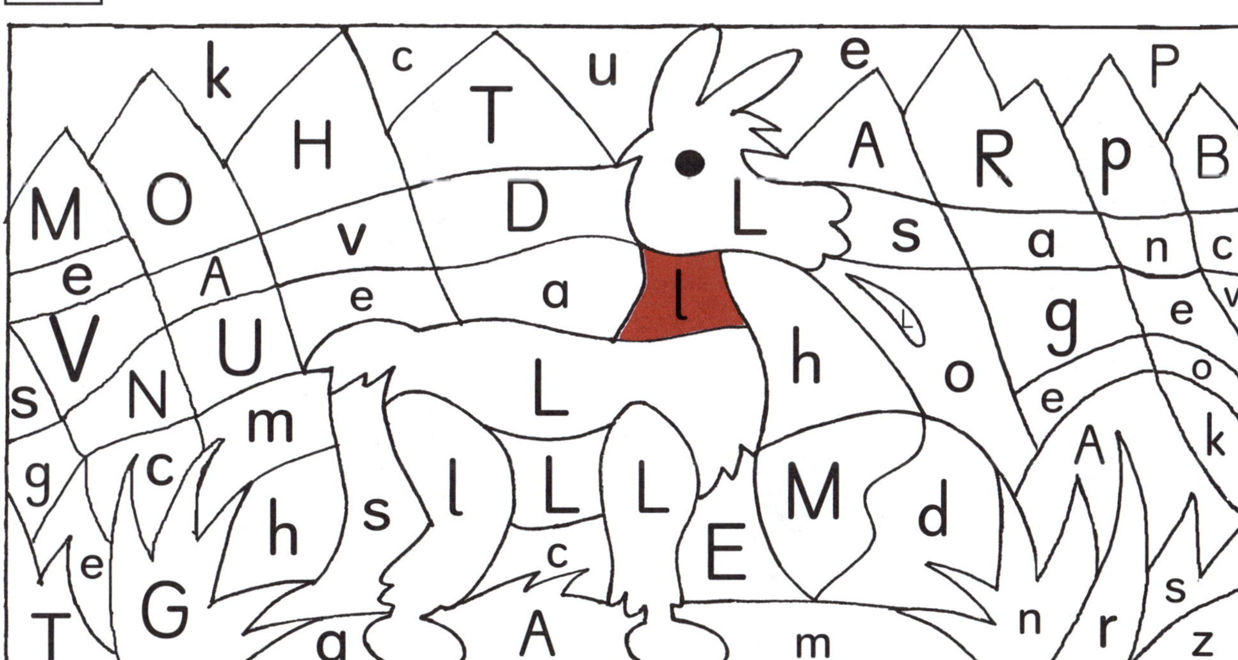
k c u e P
H T A R p B
M O D L s a n c
e A v e a l g e v
V U N s L h o o e
g c m h s l L L M d A k
e c E
T G a A m n r s z

1

Lo

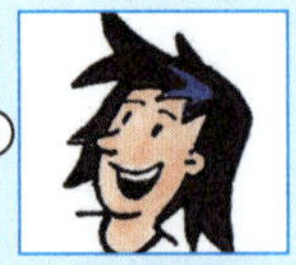

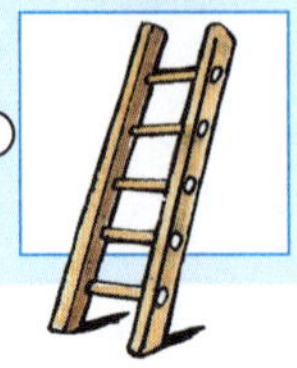

Mi

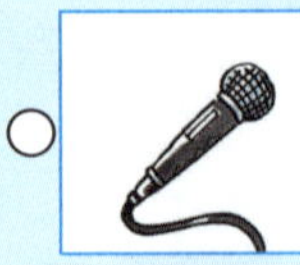

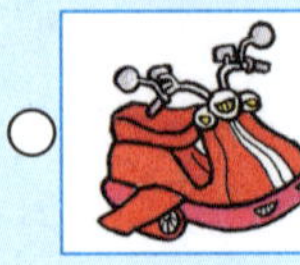

La

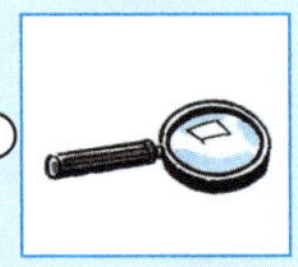

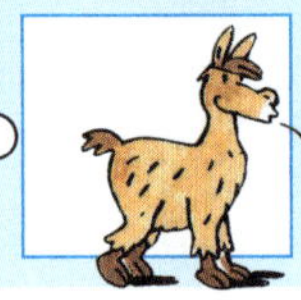

Li

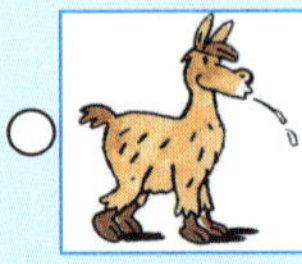

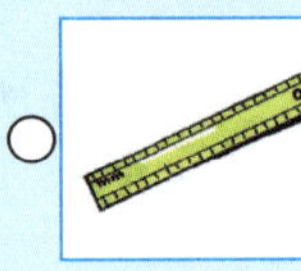

Li

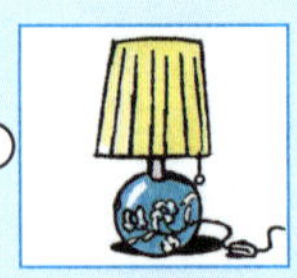

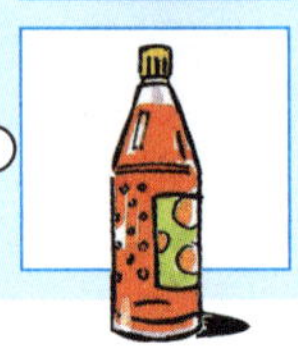

La

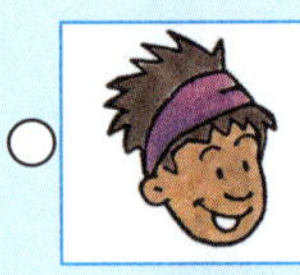

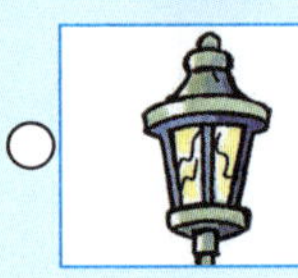

2

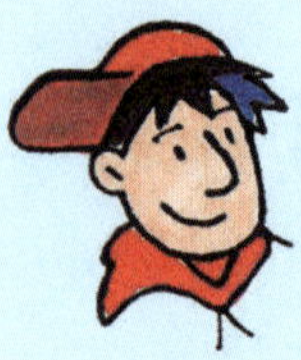

A | mi | li

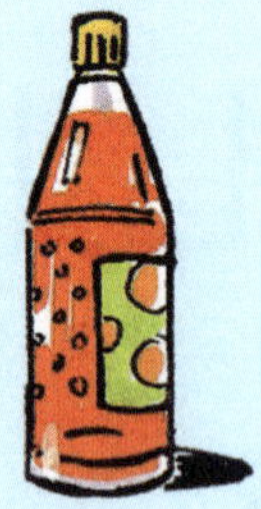

Li | li | mo

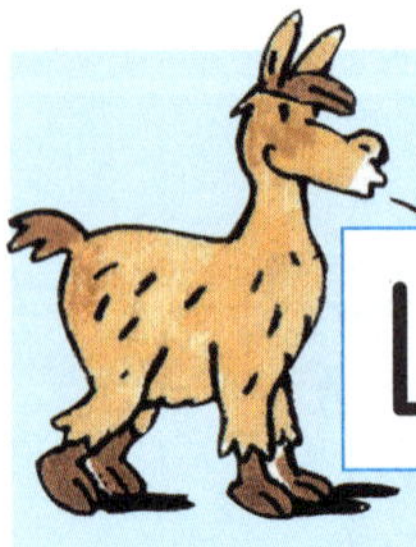

La | ma | pa

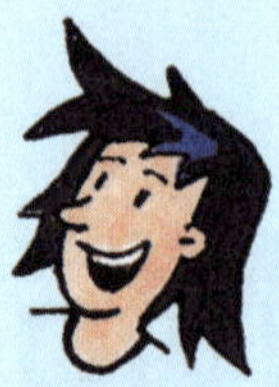

Lo | la | li

1

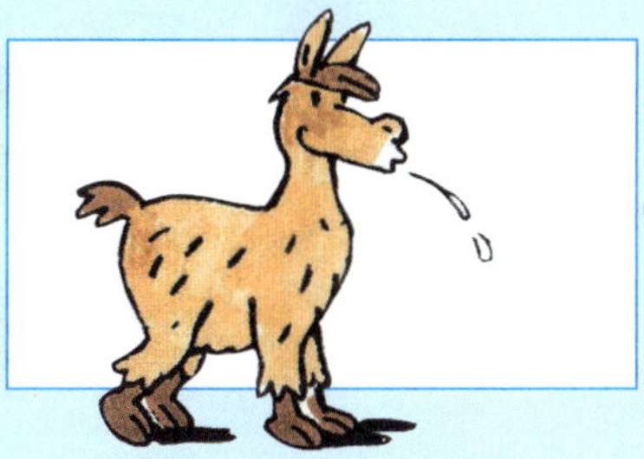

Lola

Lama

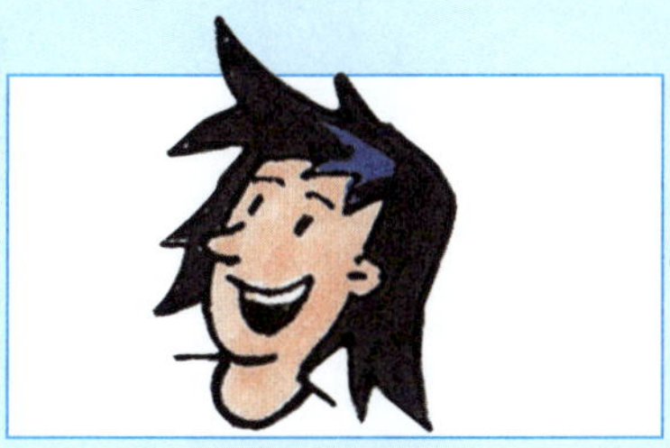

lila

Lola

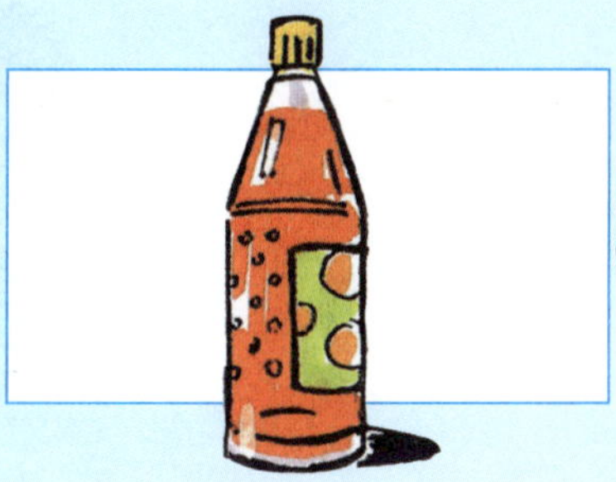

Limo

Lama

2

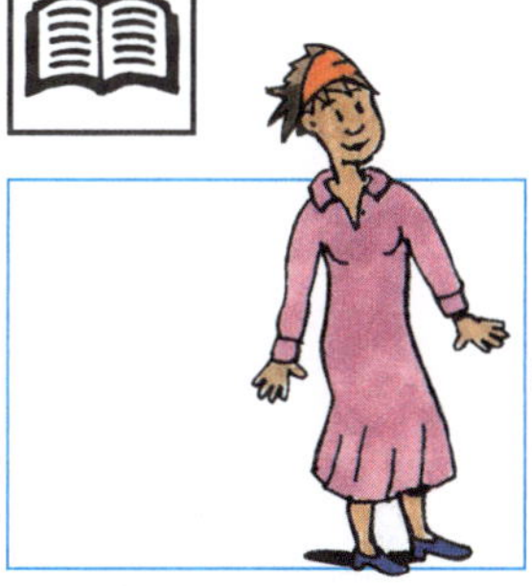

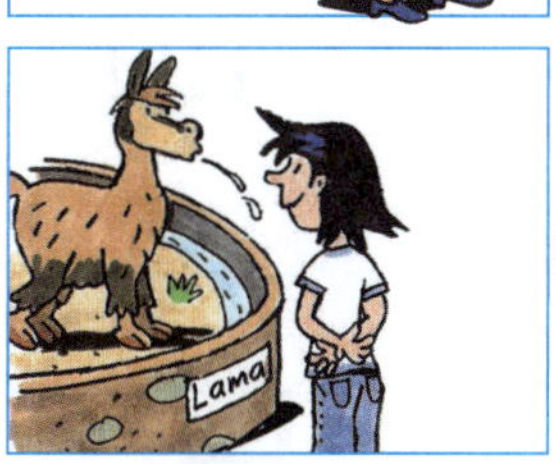

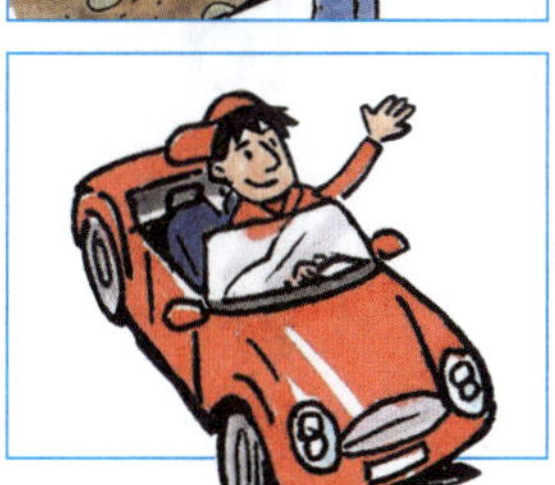

Lola ist am Lama.

Ali ist im 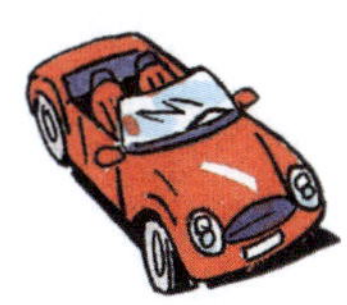 .

Mama im lila 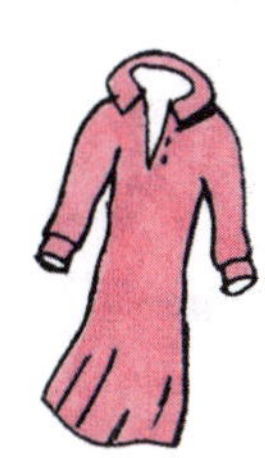 .

S s 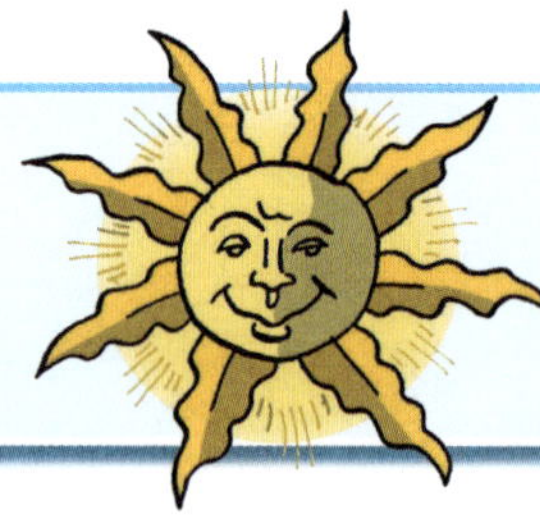 S s

1

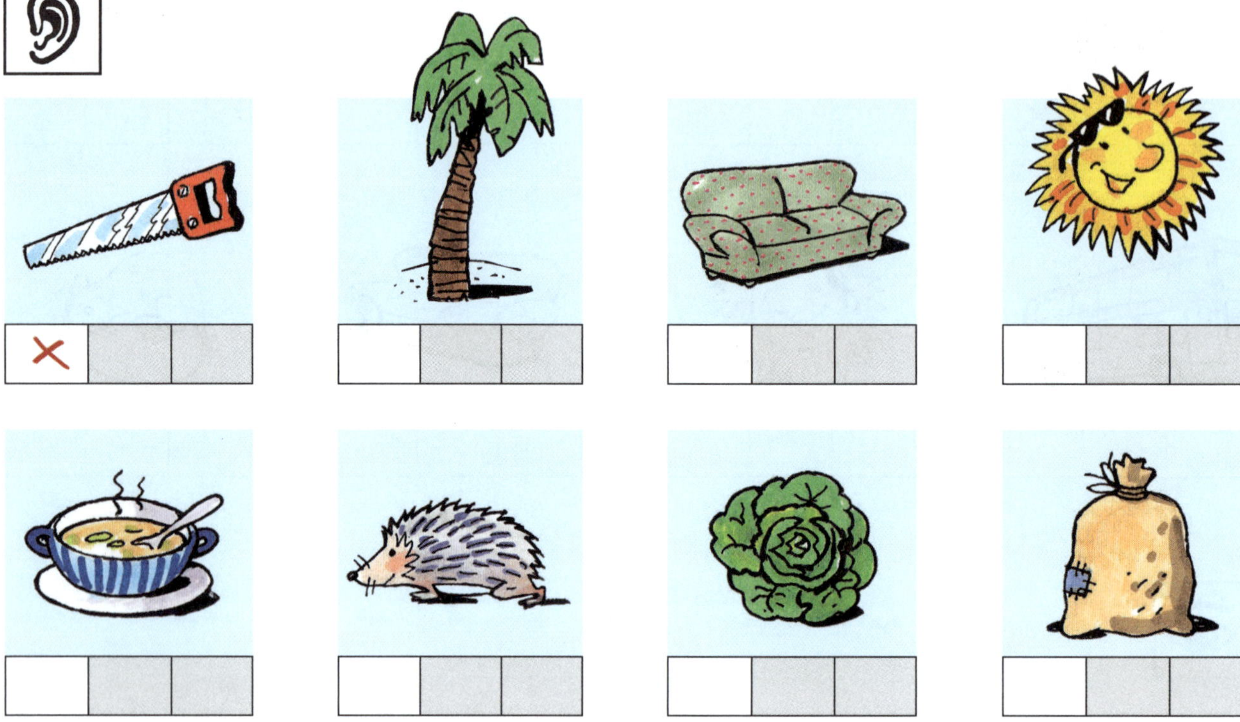

2

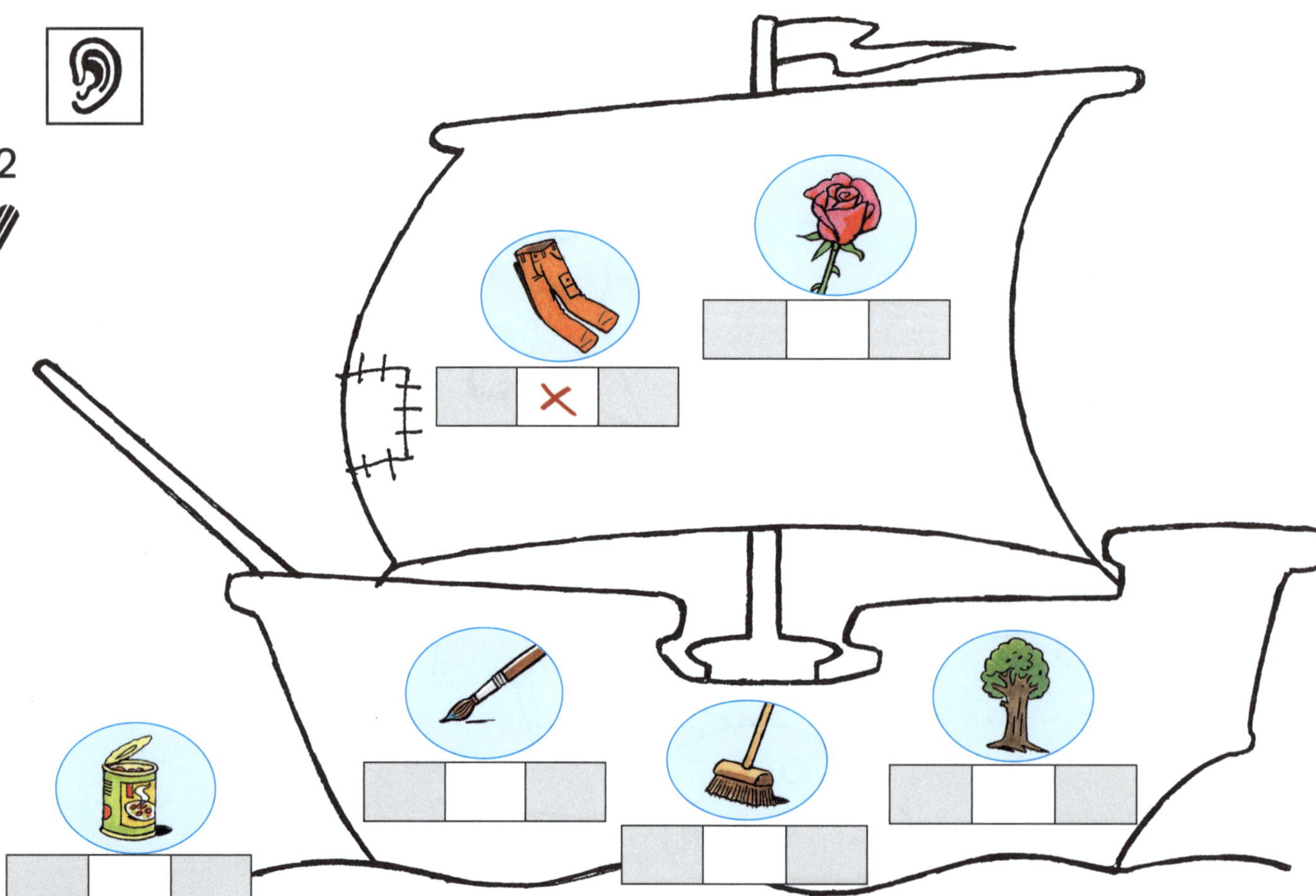

1

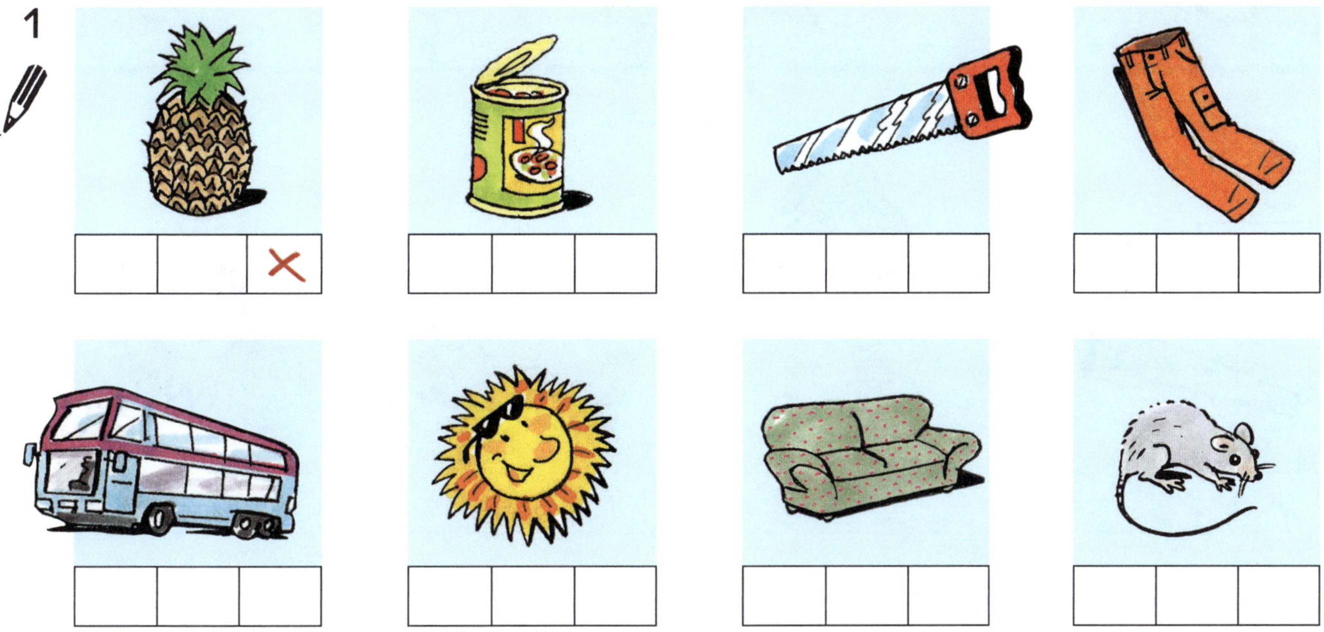

2

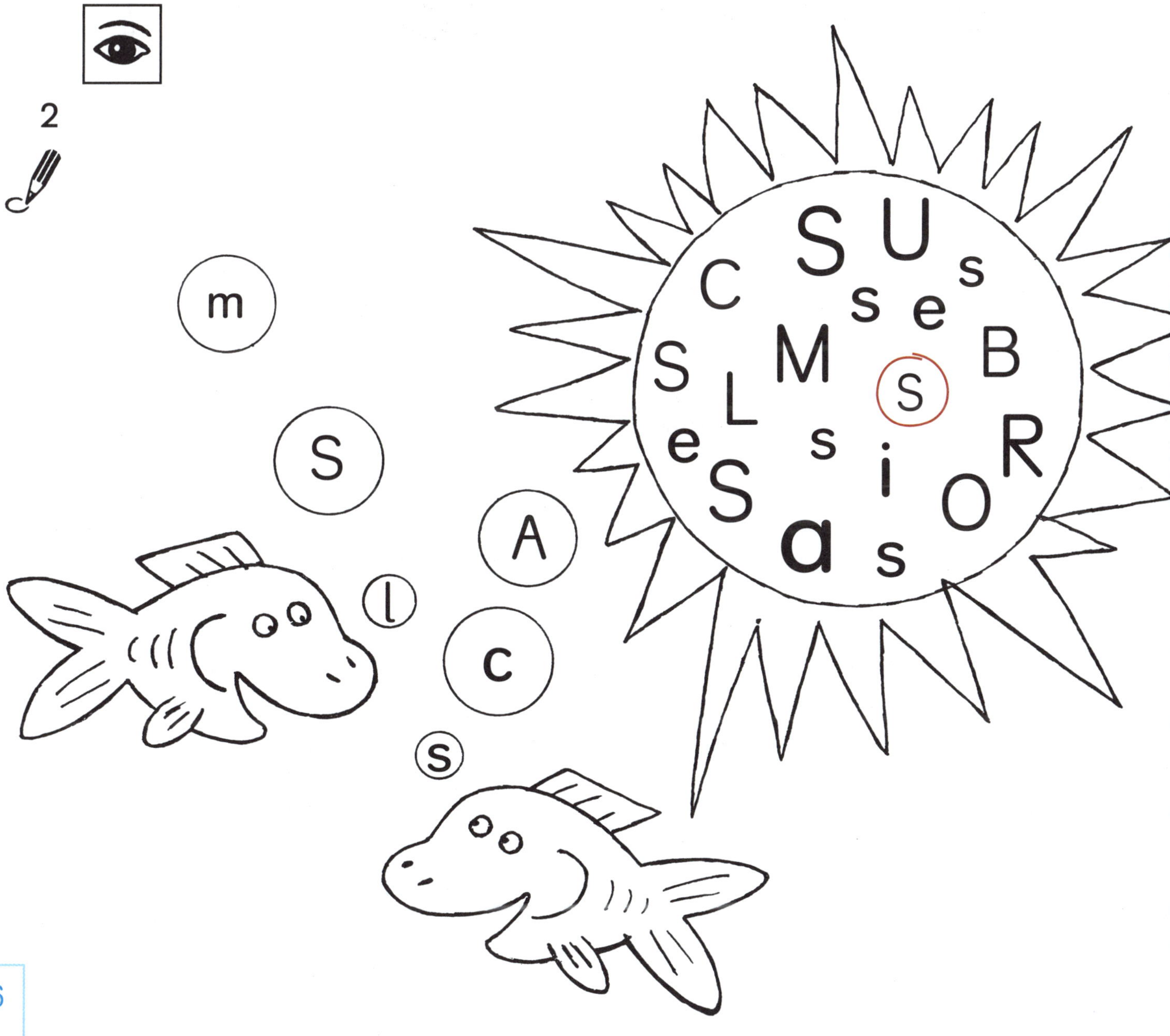

1

Li — sa / so / si

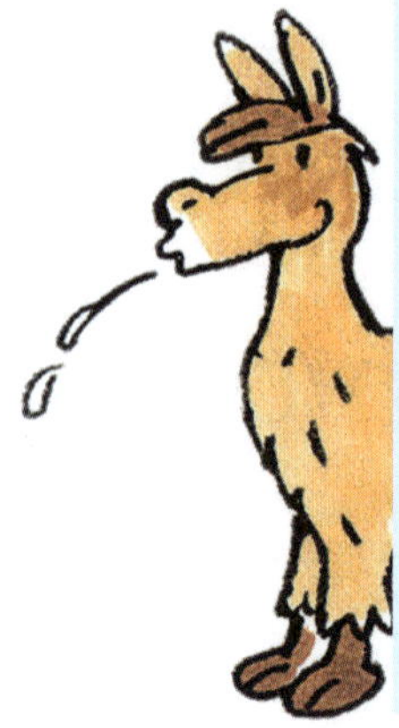

La — mi / mo / ma

Li — ma / mo / mi

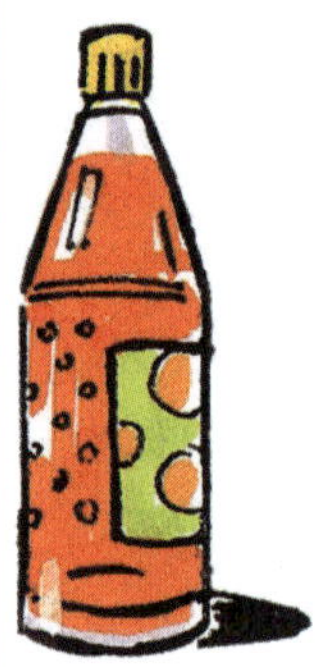

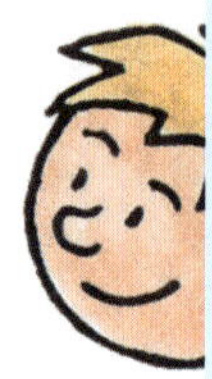

Sa — ma / mo / mi

2

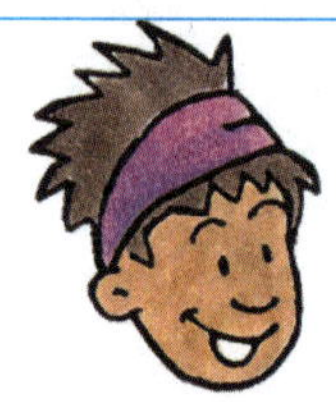

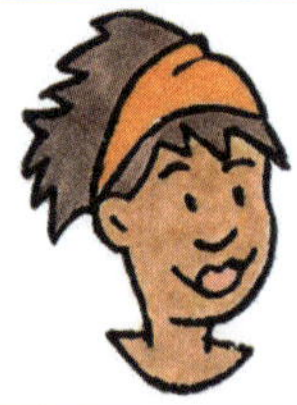

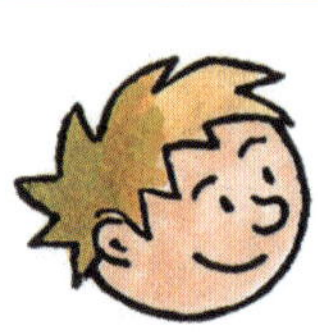

Sa mi

Li sa

Ma ma

1

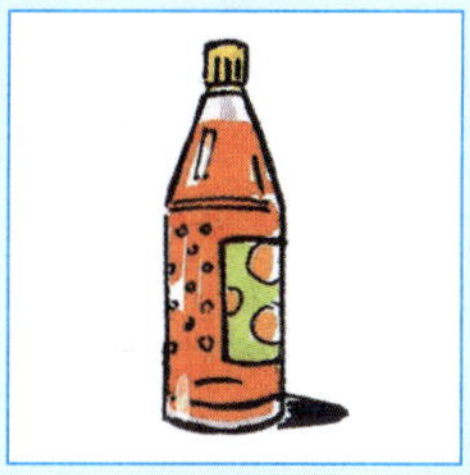

Lama

Limo

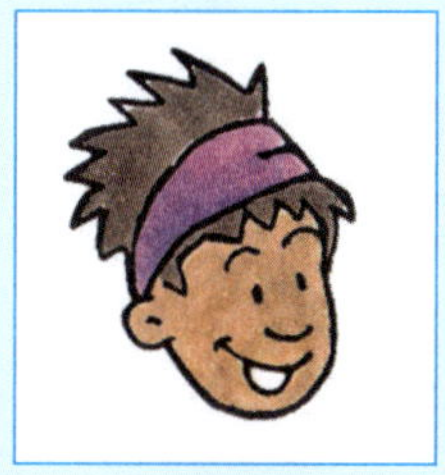

Lisi

Lisa

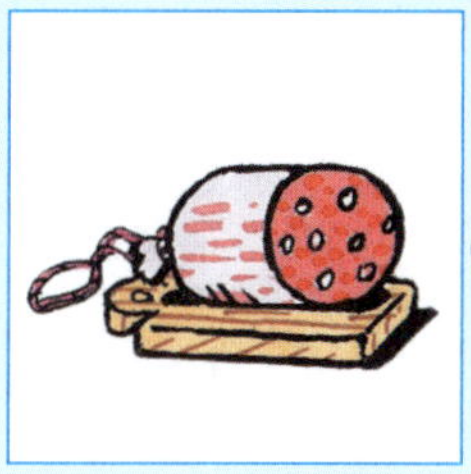

Salomi

Salami

2

☐ Ist Lisa 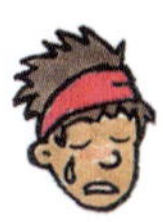 ?

☐ Ist Lisa 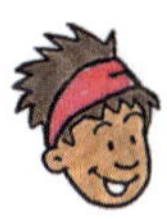 ?

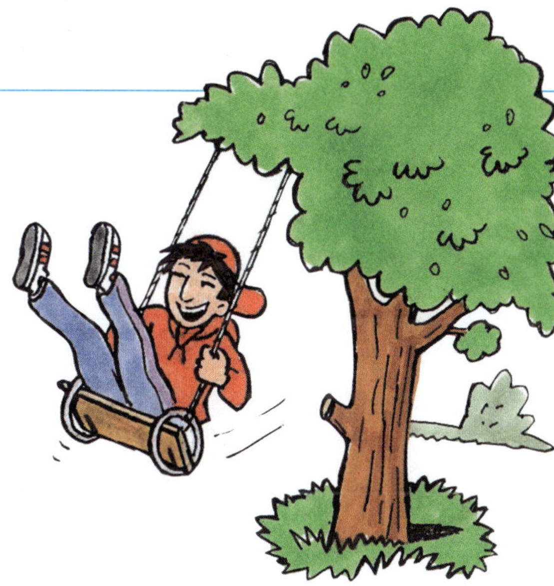

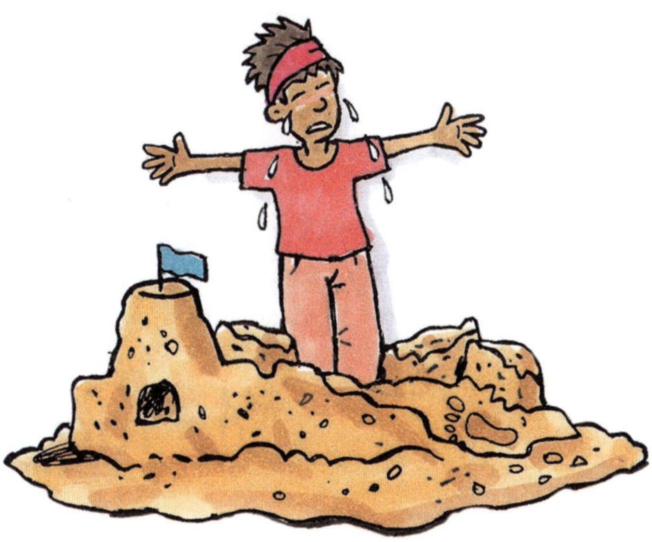

☐ Ist Ali 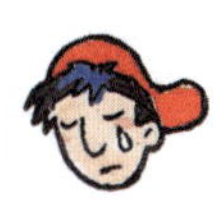 ?

☐ Ist Ali 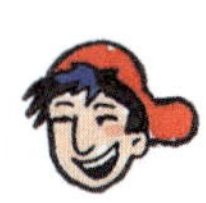 ?

1

und *und*

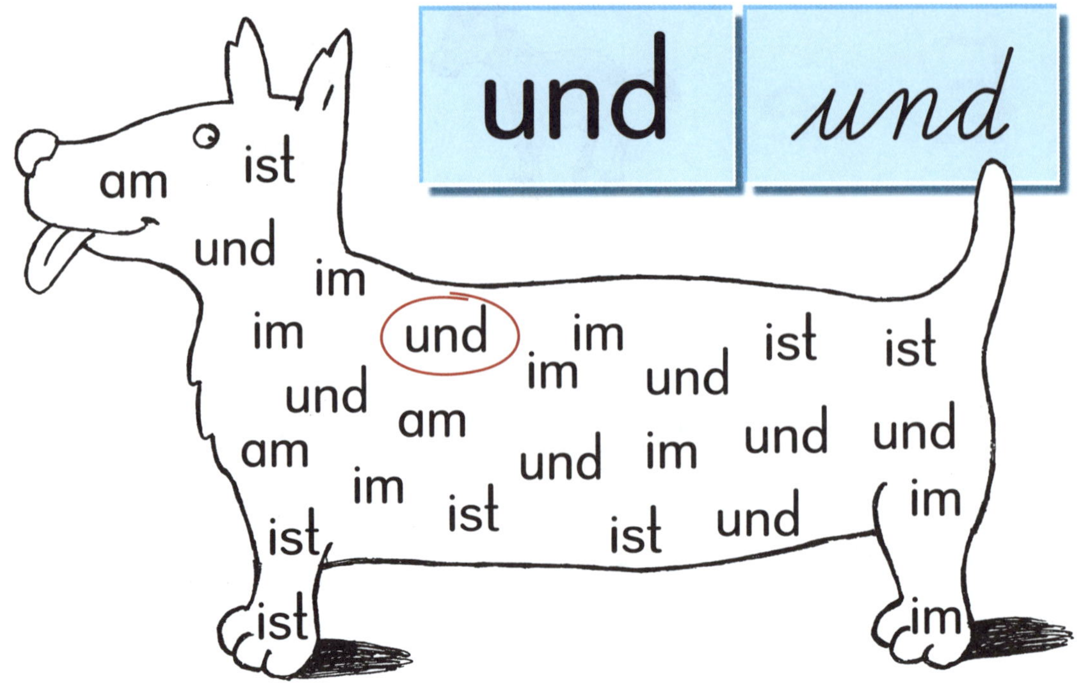

2

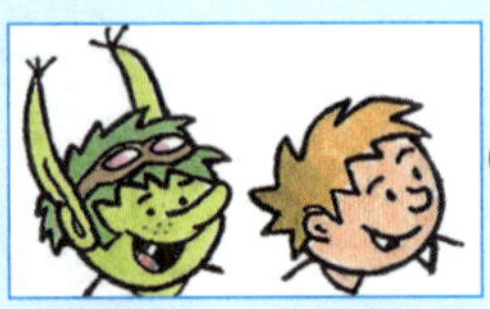
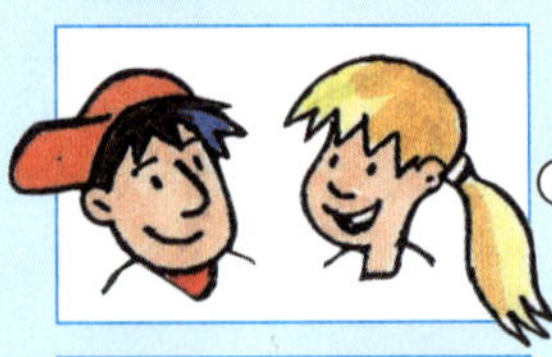
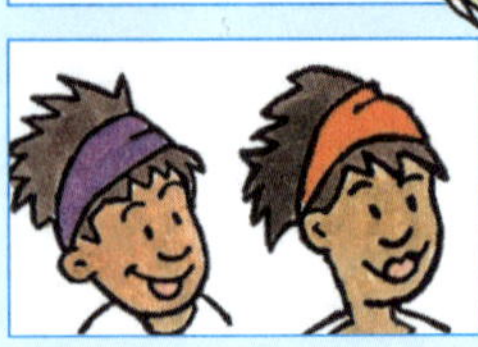

Ali und Momo

Lisa und Mama

Mo und Sami

3

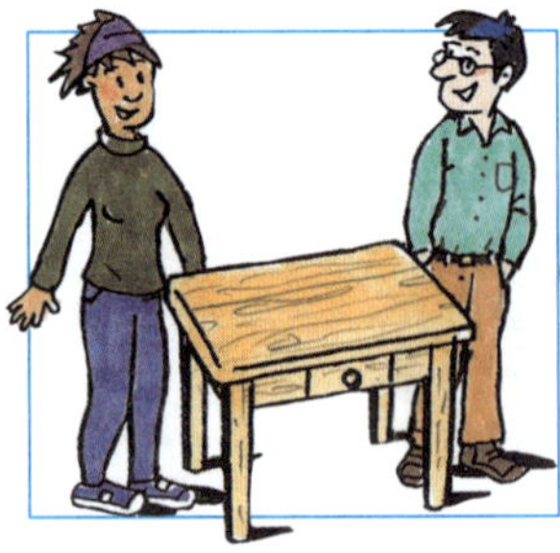
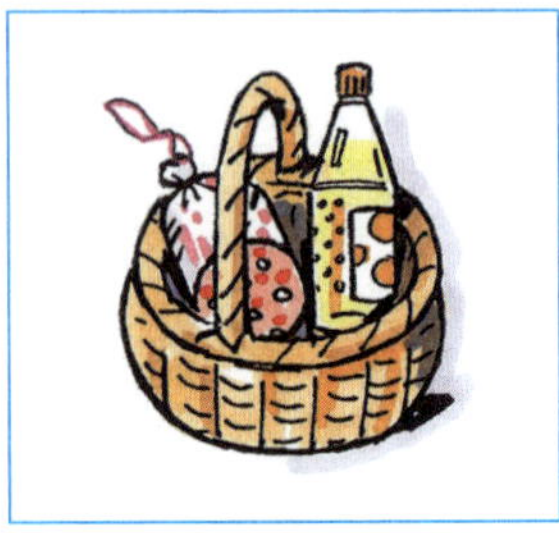

Sami und Mo am 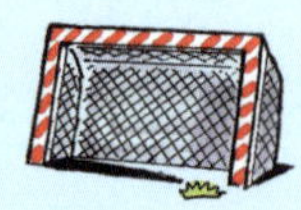

Papa und Mama am 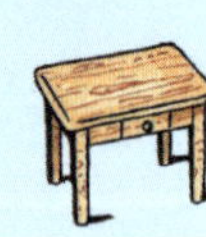

Salami und Limo im 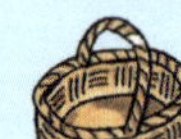

Opa und Oma im 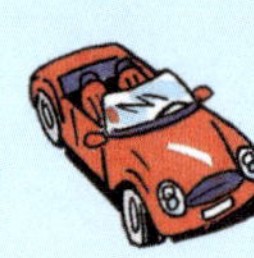

E e 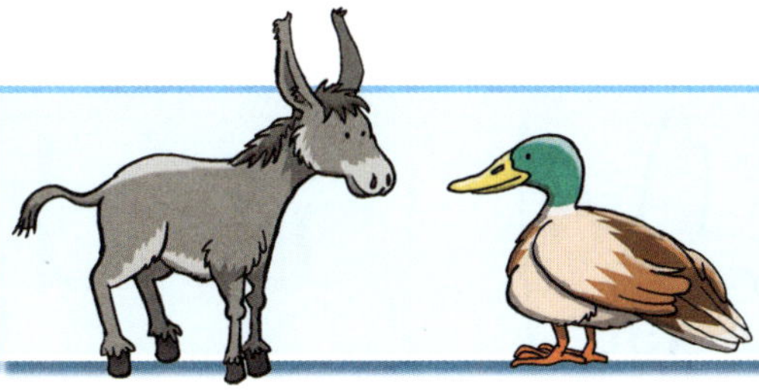 Ɛ e

1

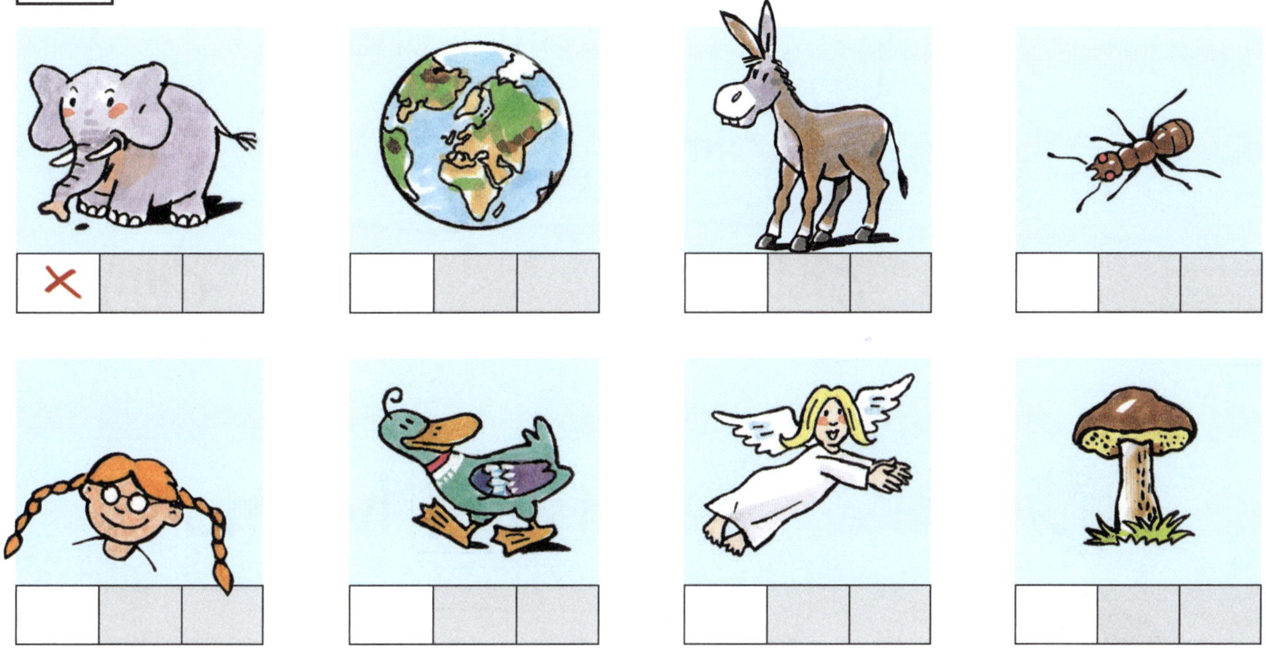

2

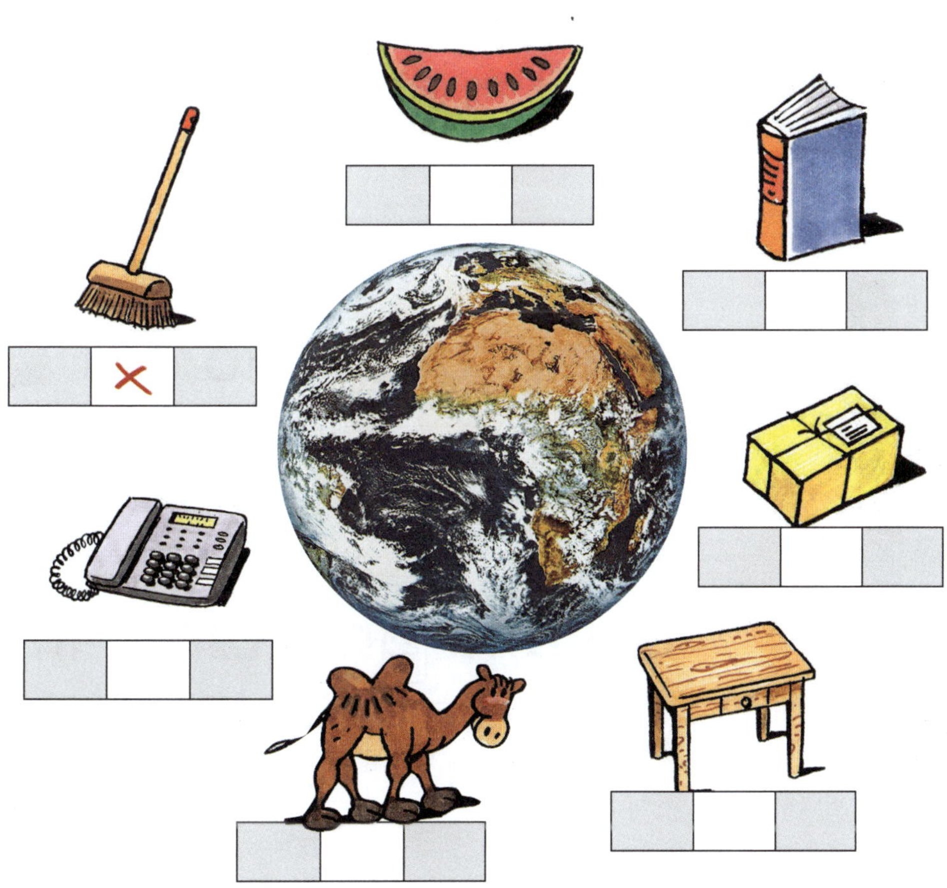

1

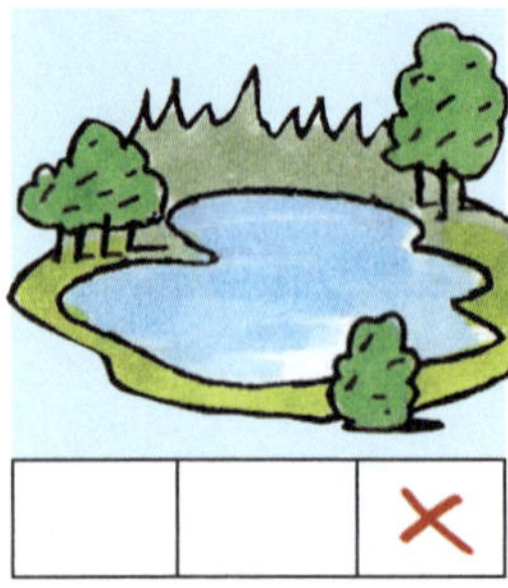

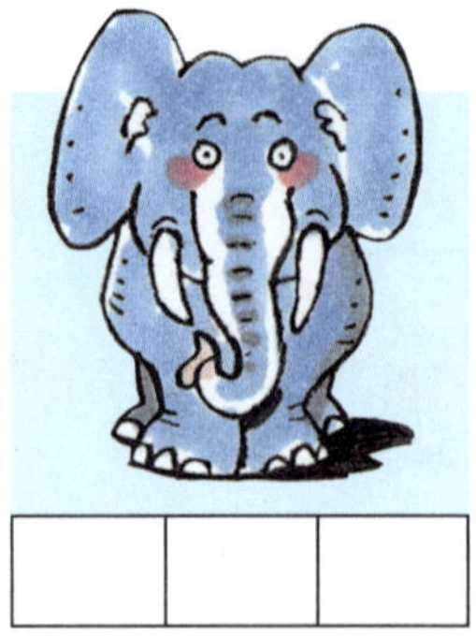

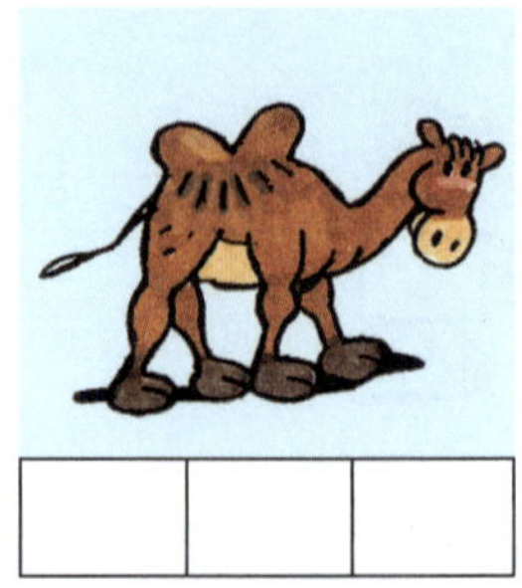

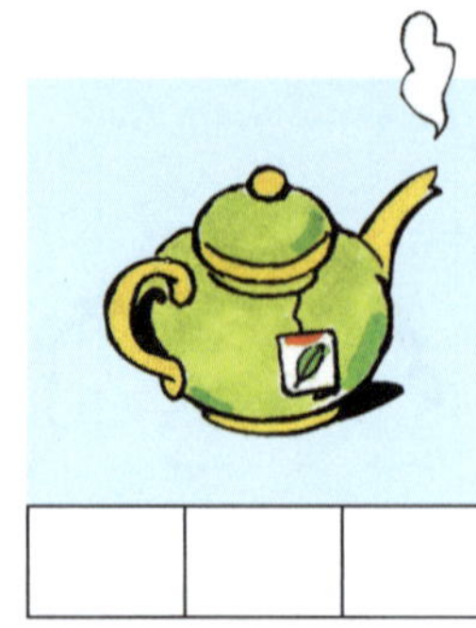

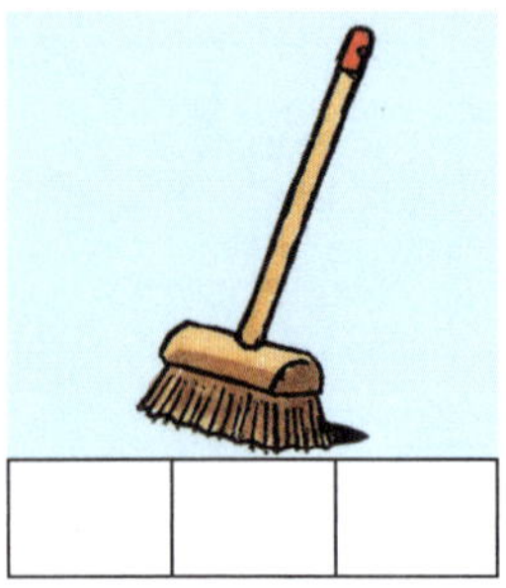

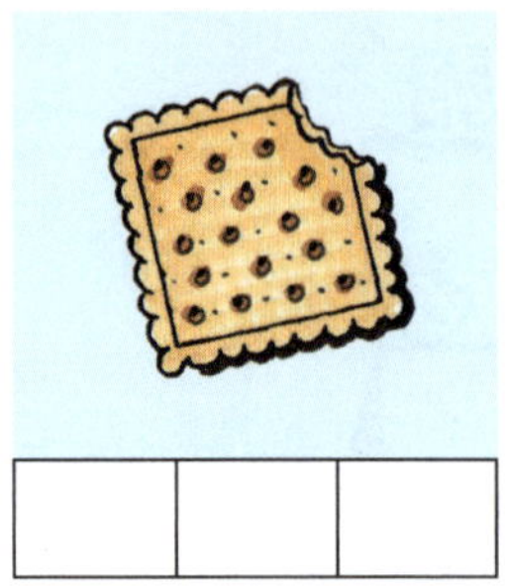

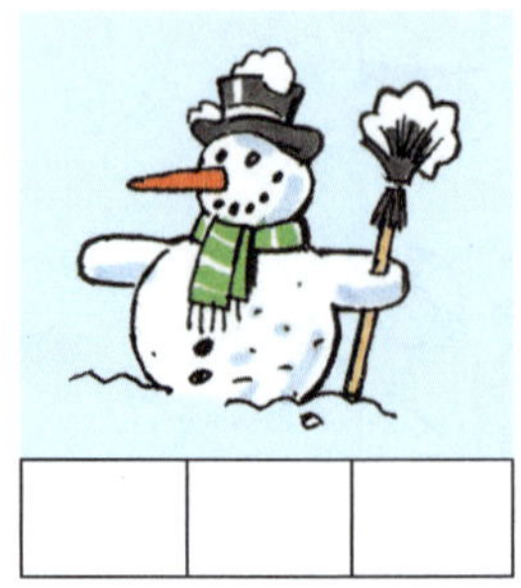

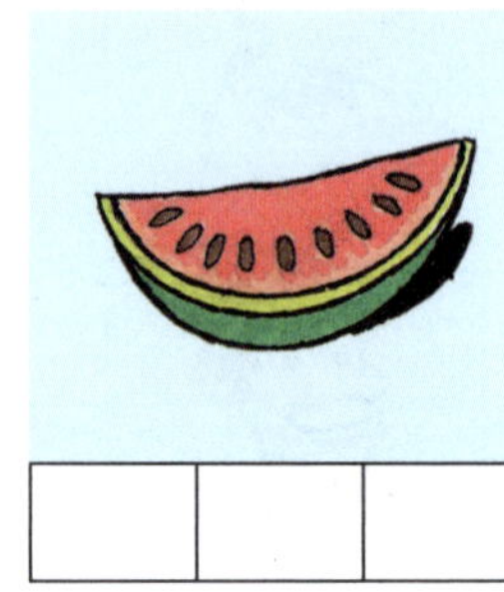

2

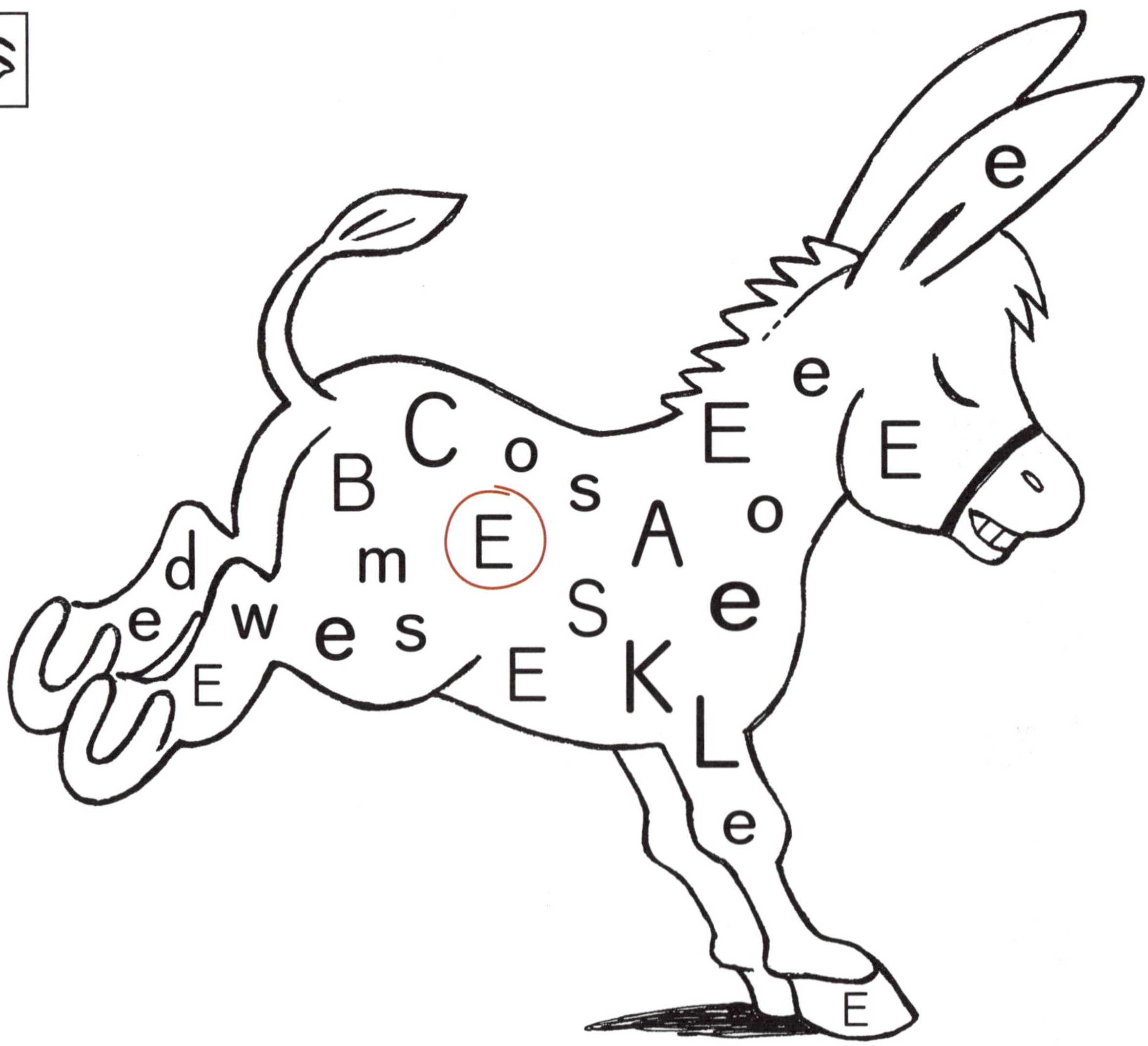

1

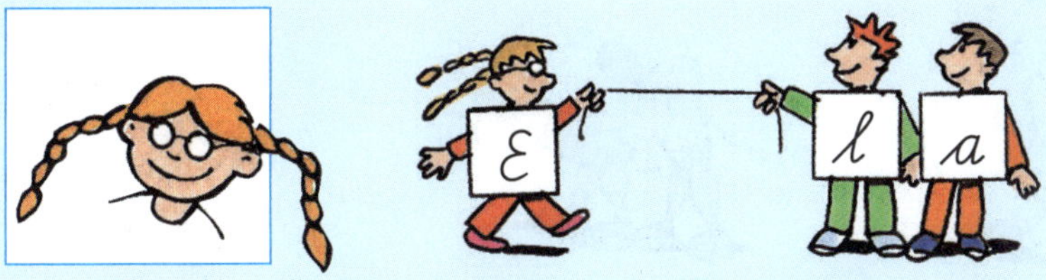

Ela

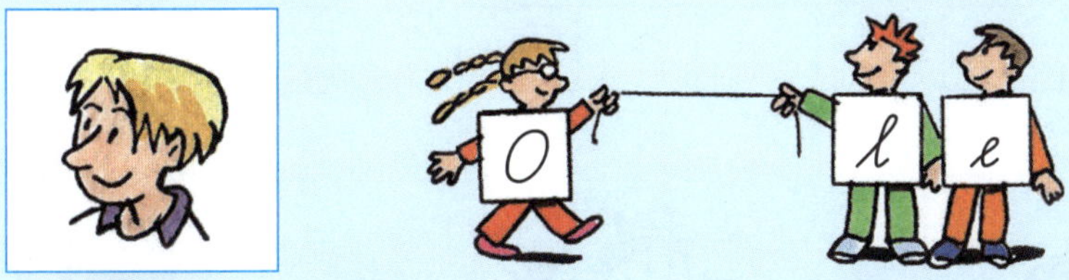

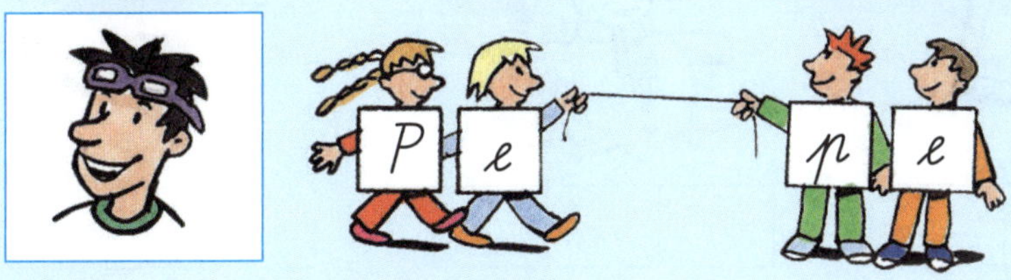

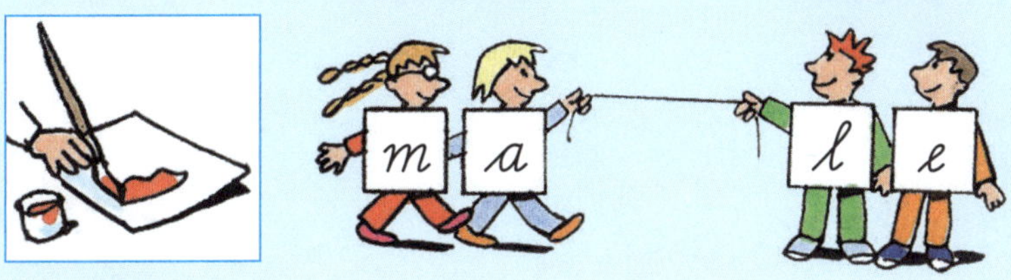

2

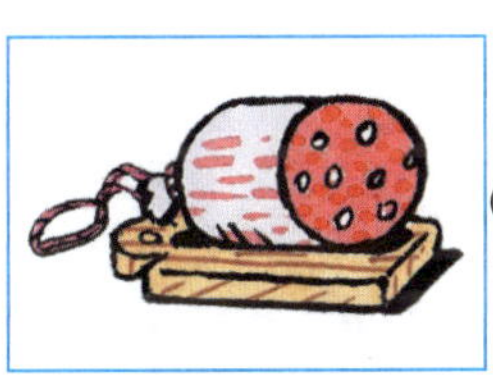

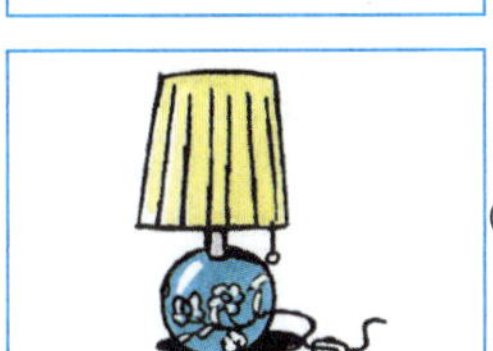

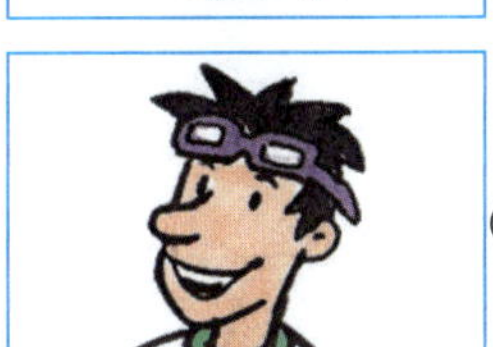

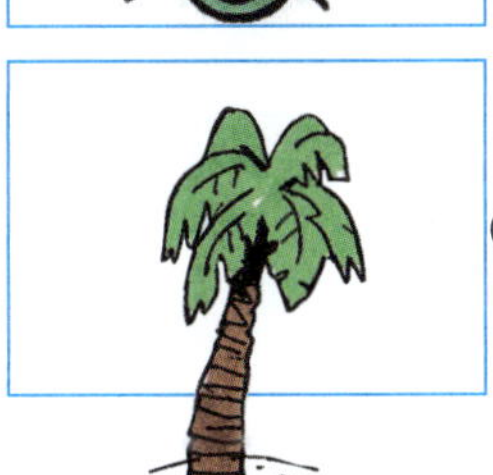

Lampe

Salami Salami

Palme

1

Male Ole im 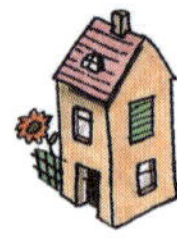 .

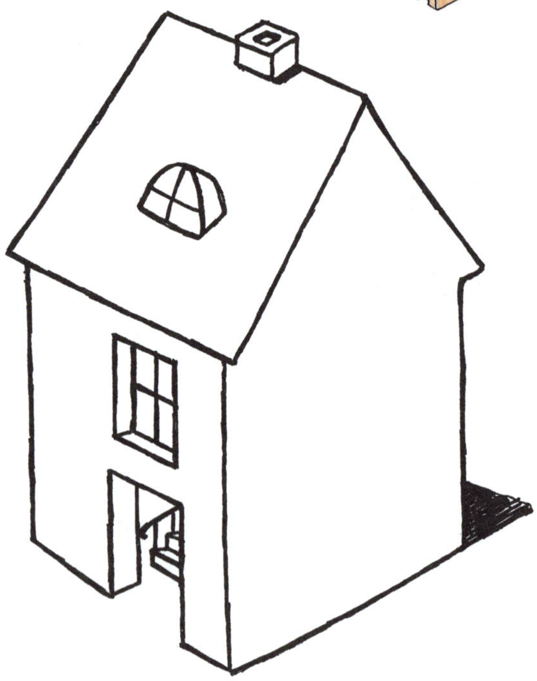

Male Mo am 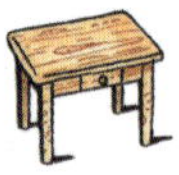 .

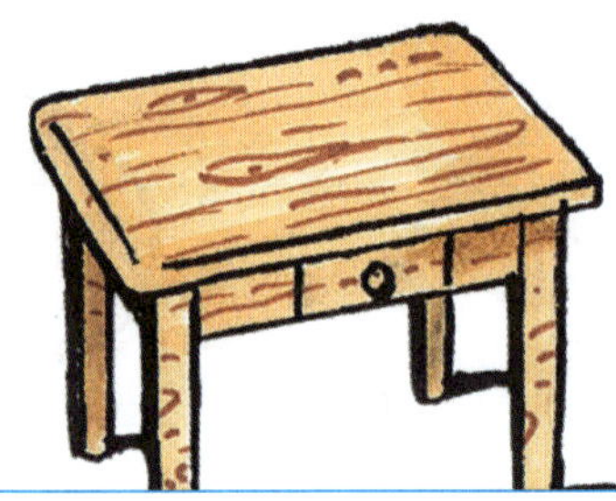

2

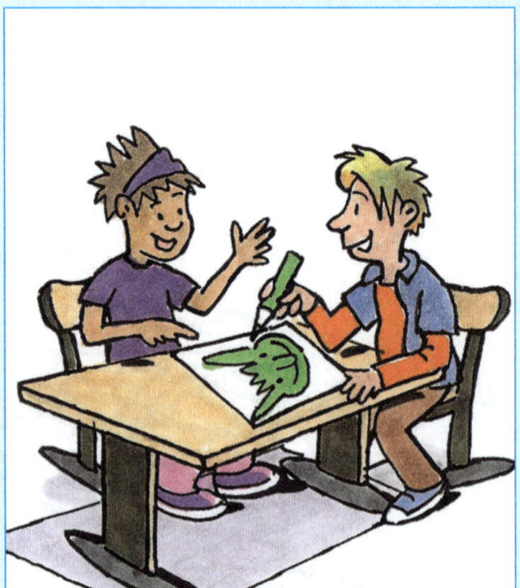

Ela ist am 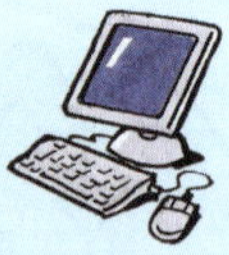 . ☐

Lisa ist am 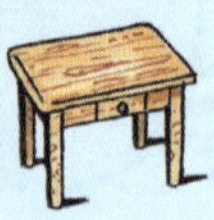 . ☐

Ali ist am 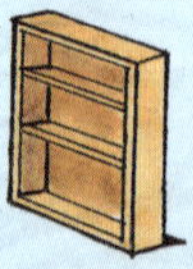 . ☐

Ole ist am 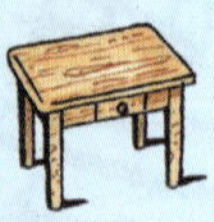 . ☐

N n 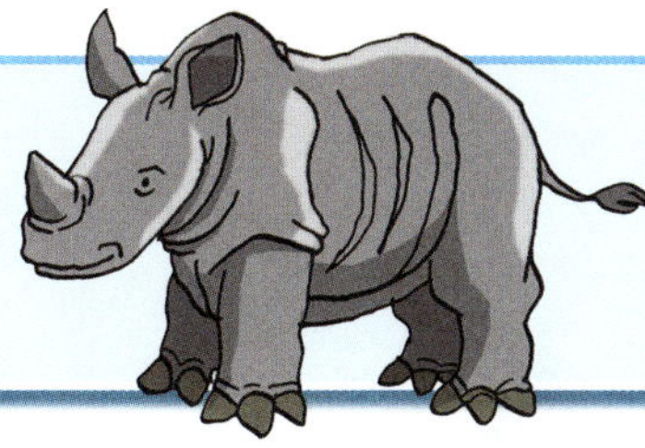 N n

1

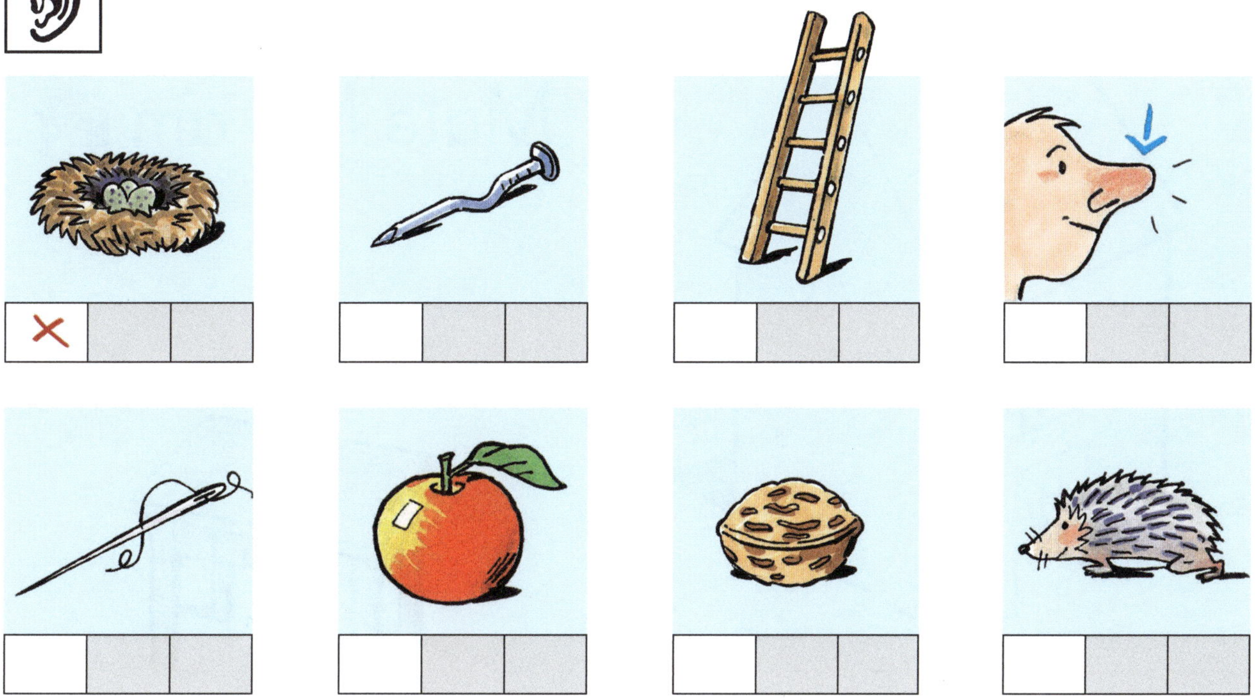

2

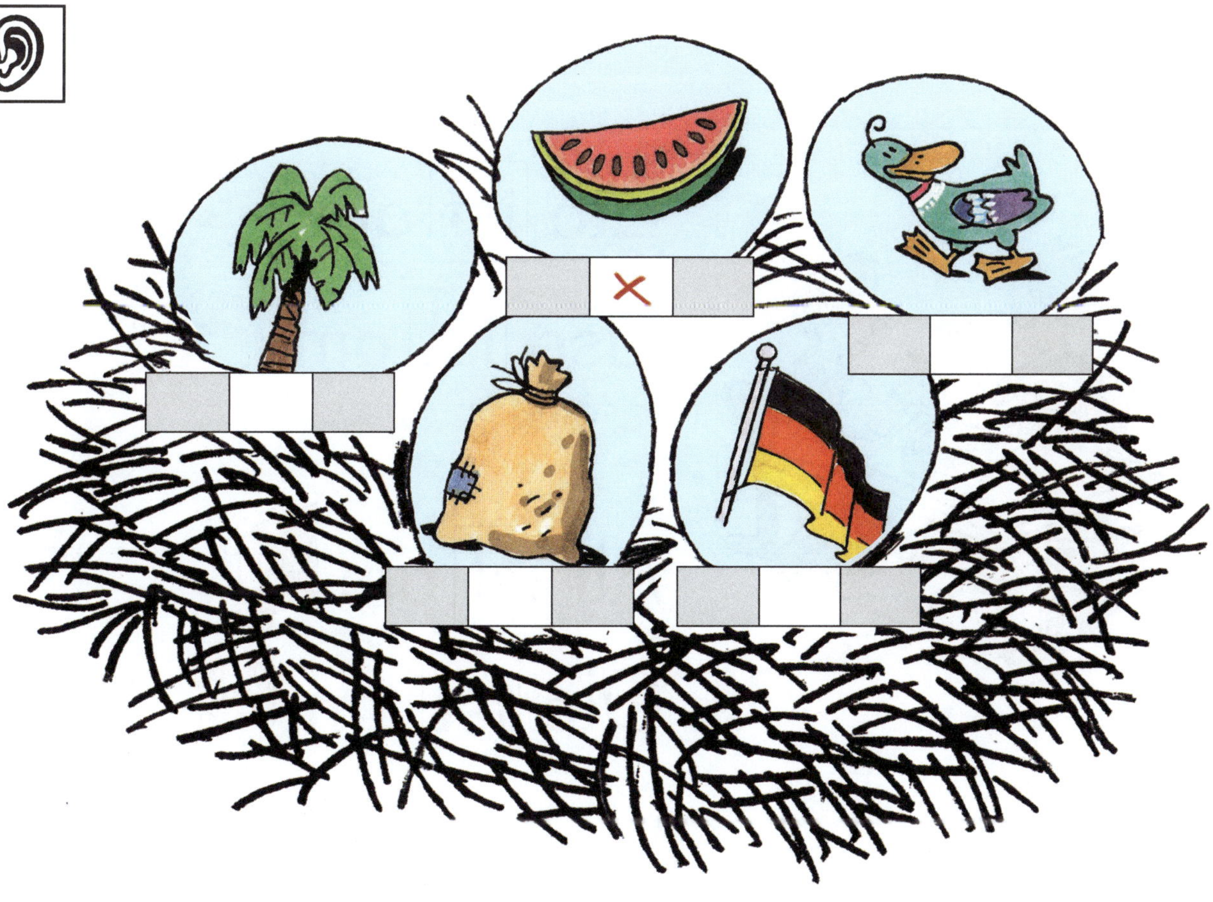

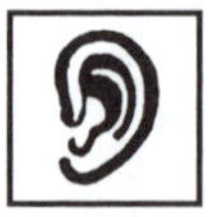

1

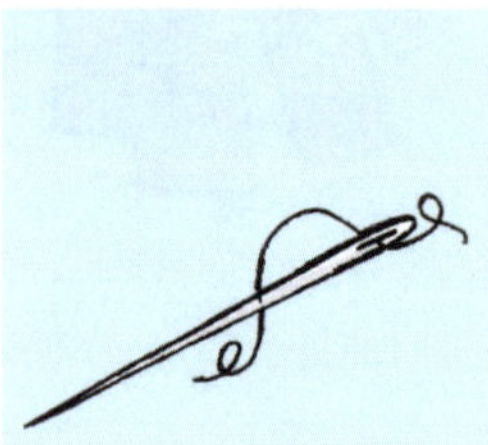 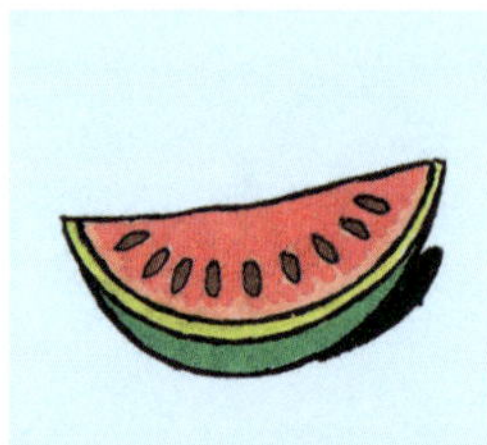 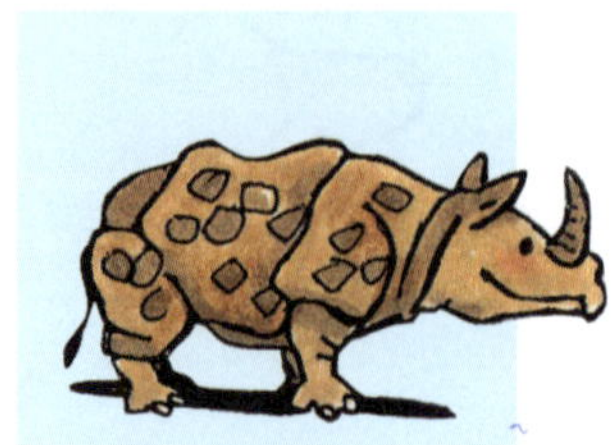 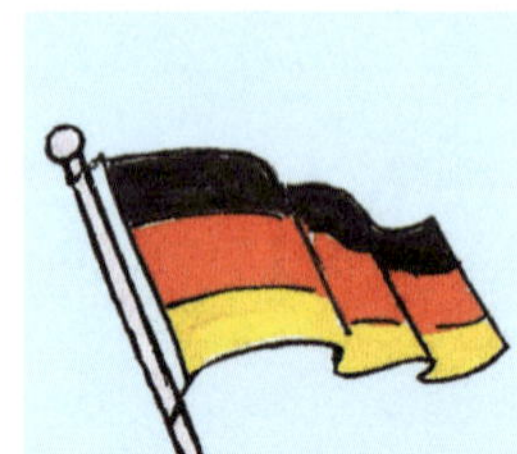

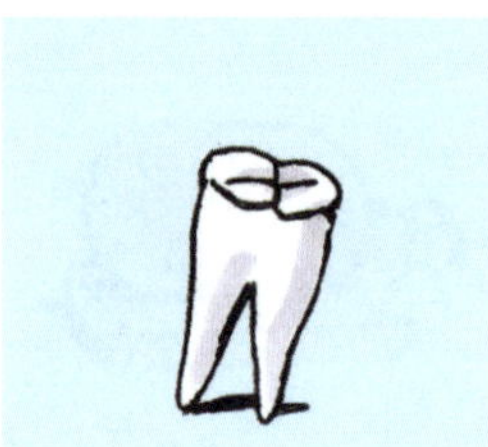 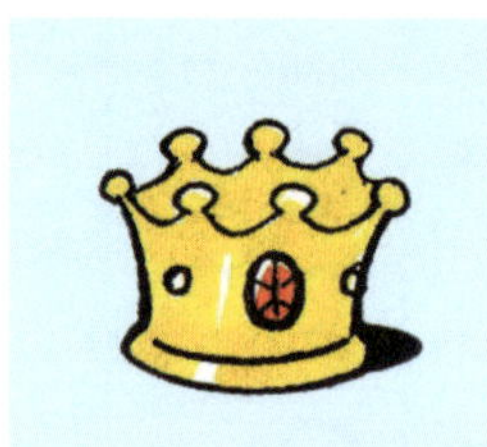 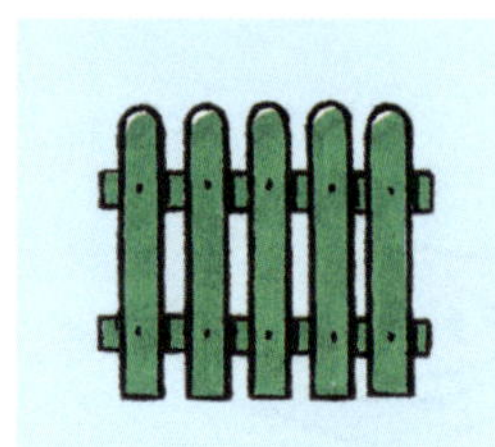 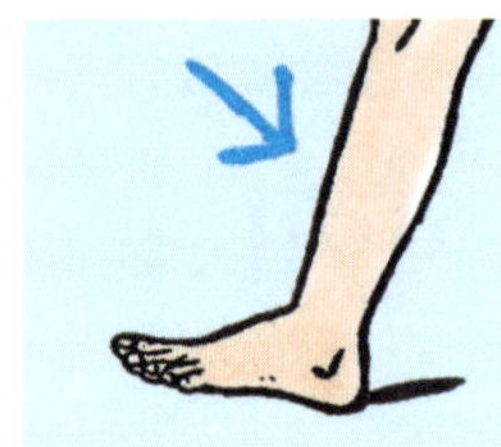

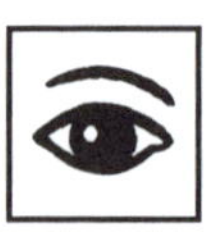

2

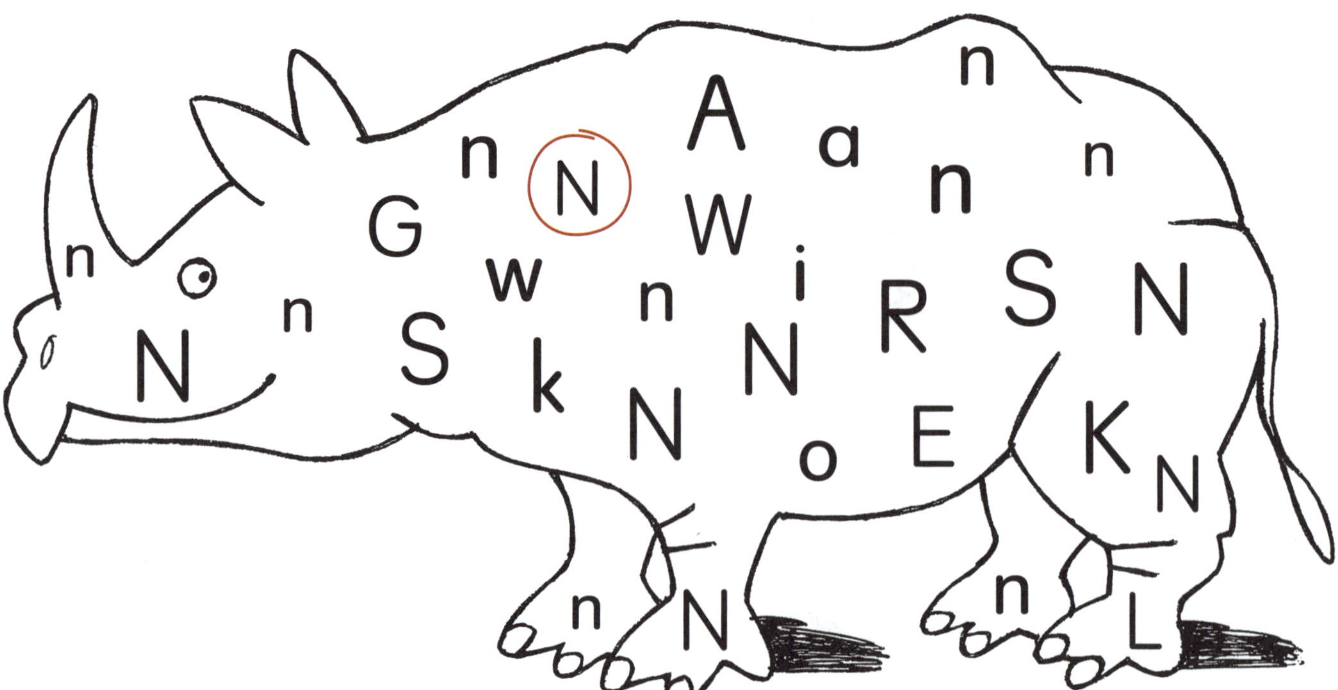

1

Na
Ne
Ni

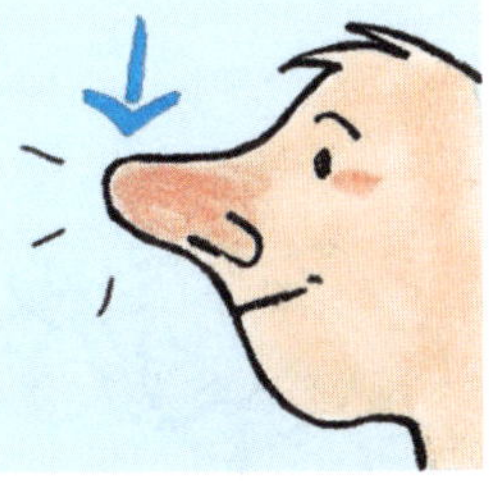

Men
Man
Mon

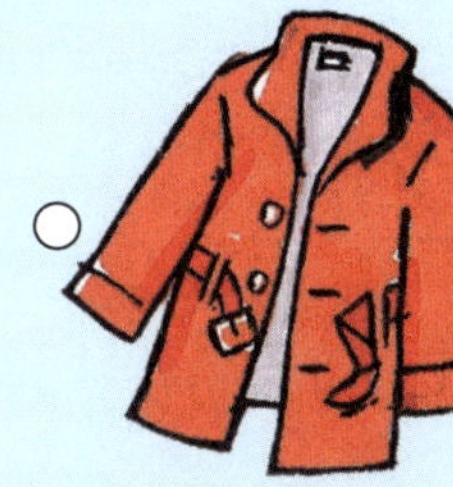

Mo
Mi
Me

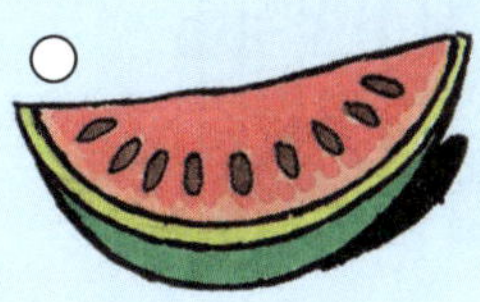

So
Sa
Si

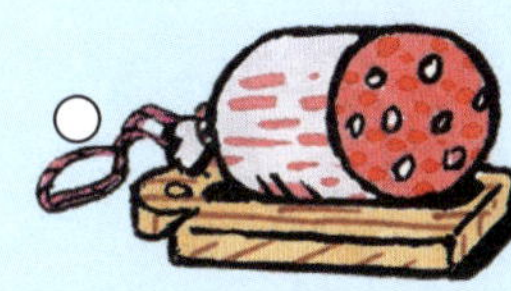

2

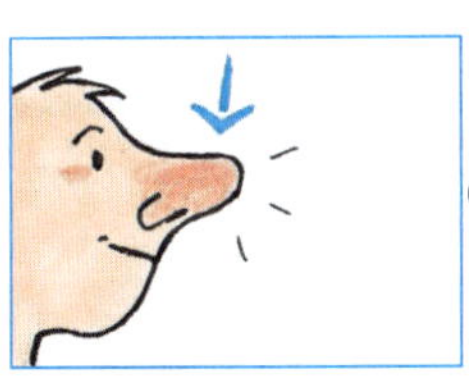

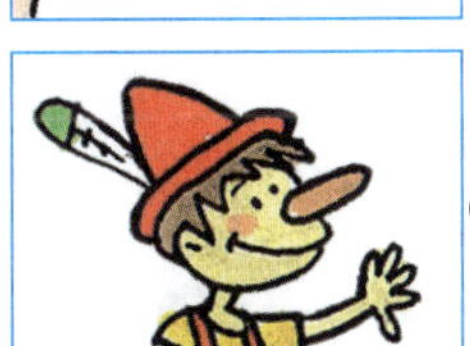

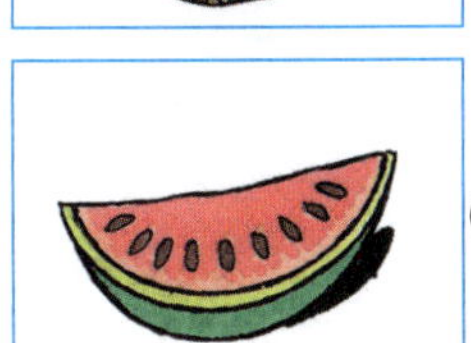

Pi no

Na se

Me lo ne

A na nas

1

○ Anonas

○ Ananas

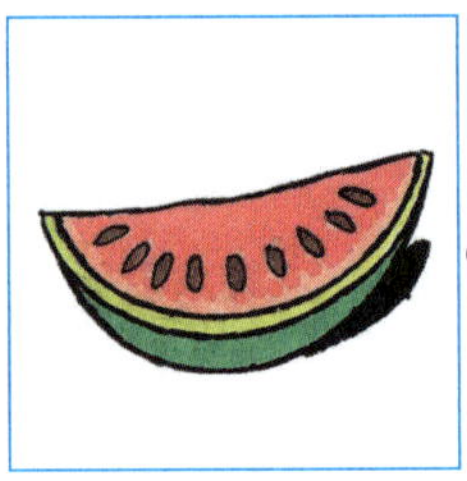

○ Milane

○ Melone

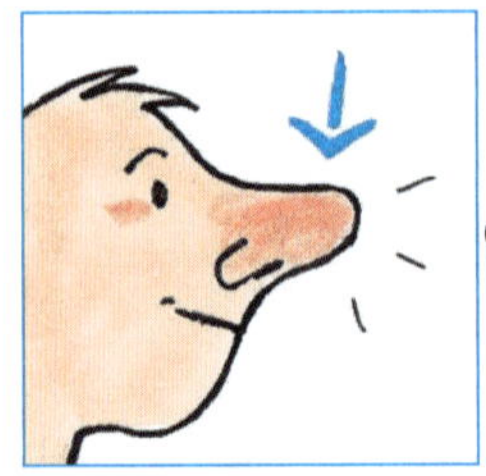

○ Nase

○ Nose

2

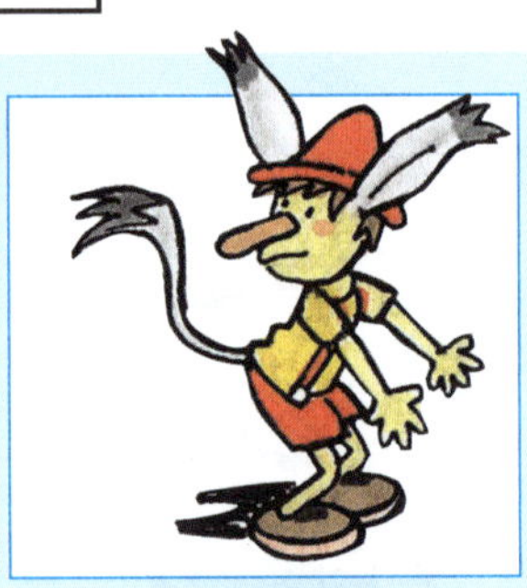

Pino als Lama

Pino als 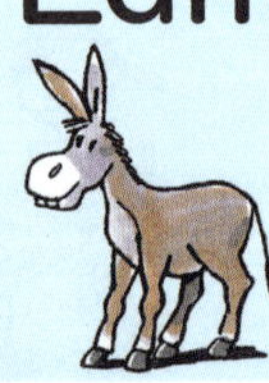

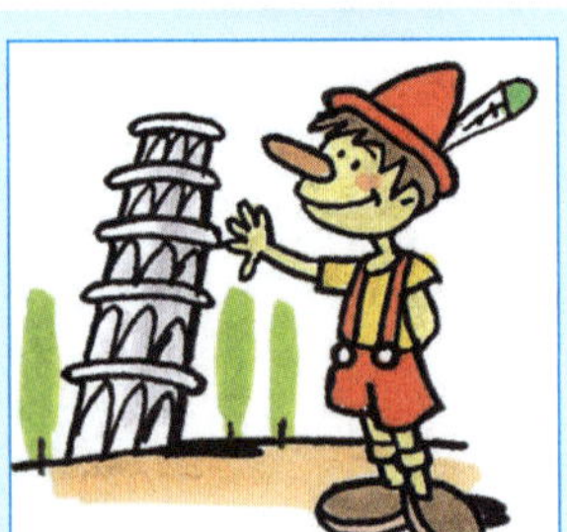

Pino ist in Pisa.

Pino ist in Lima.

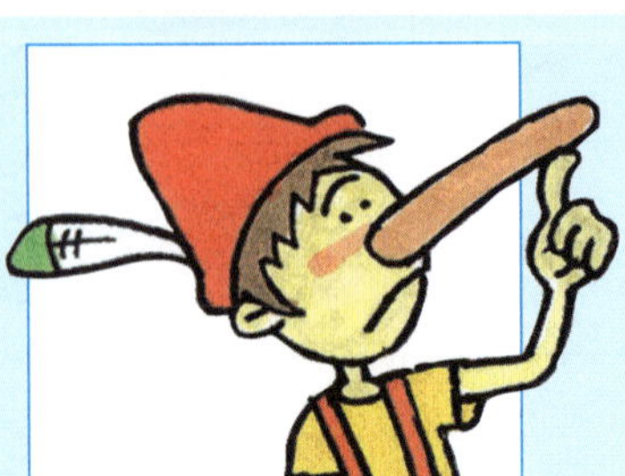

So ist Pinos Melone.

So ist Pinos Nase.

-en -en

1

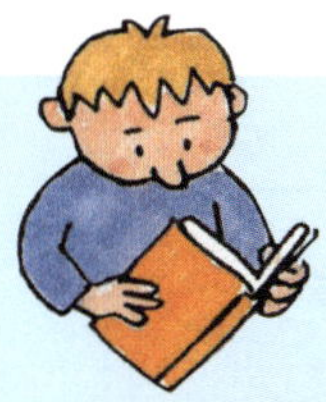

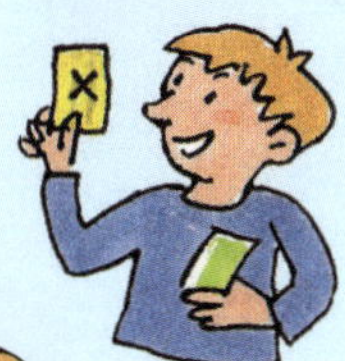

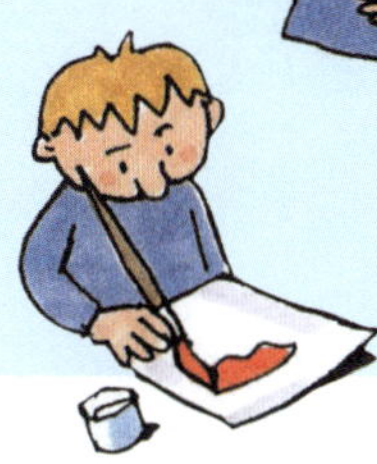

le	len
lo	sen
ma	sen

2

1

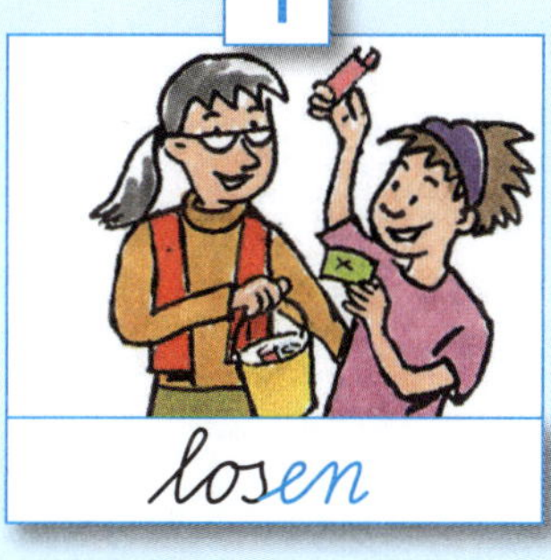

losen

2

malen

3

lesen

2 Ela und Mo malen.

☐ Lola und Papa ______________.

☐ Oma und Lisa ______________.

T t

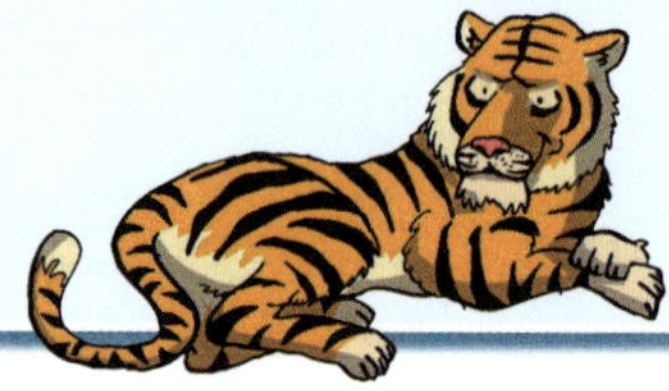

T t

1

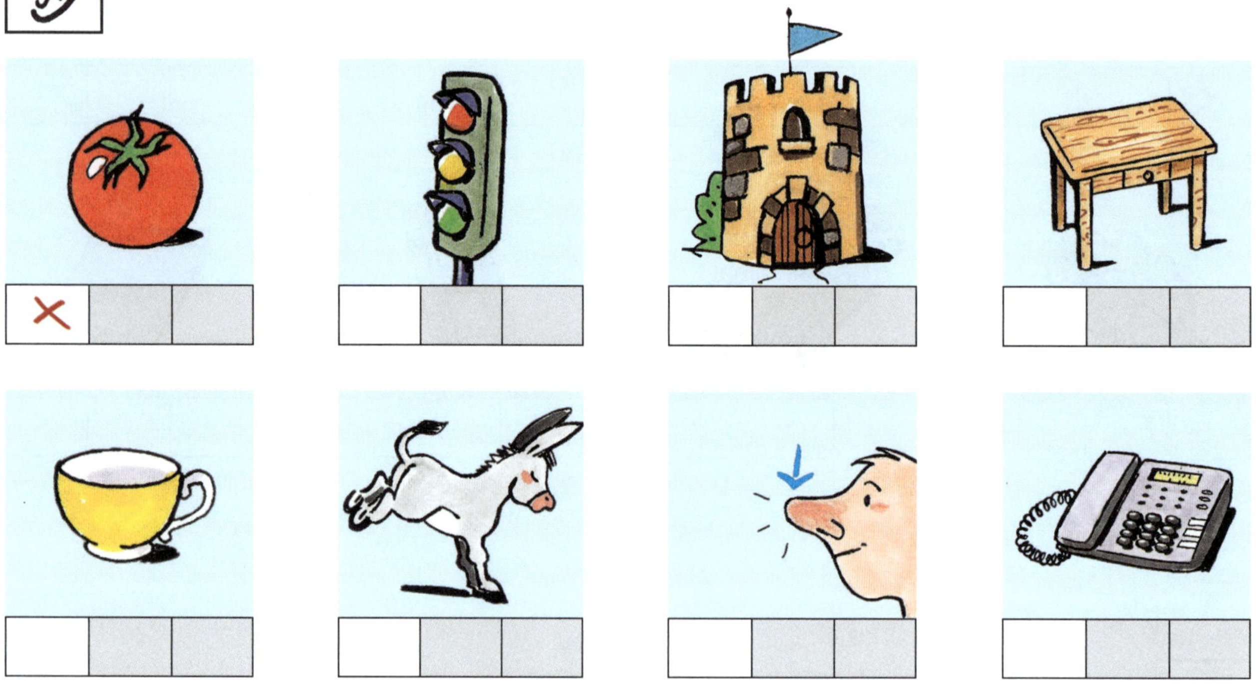

2

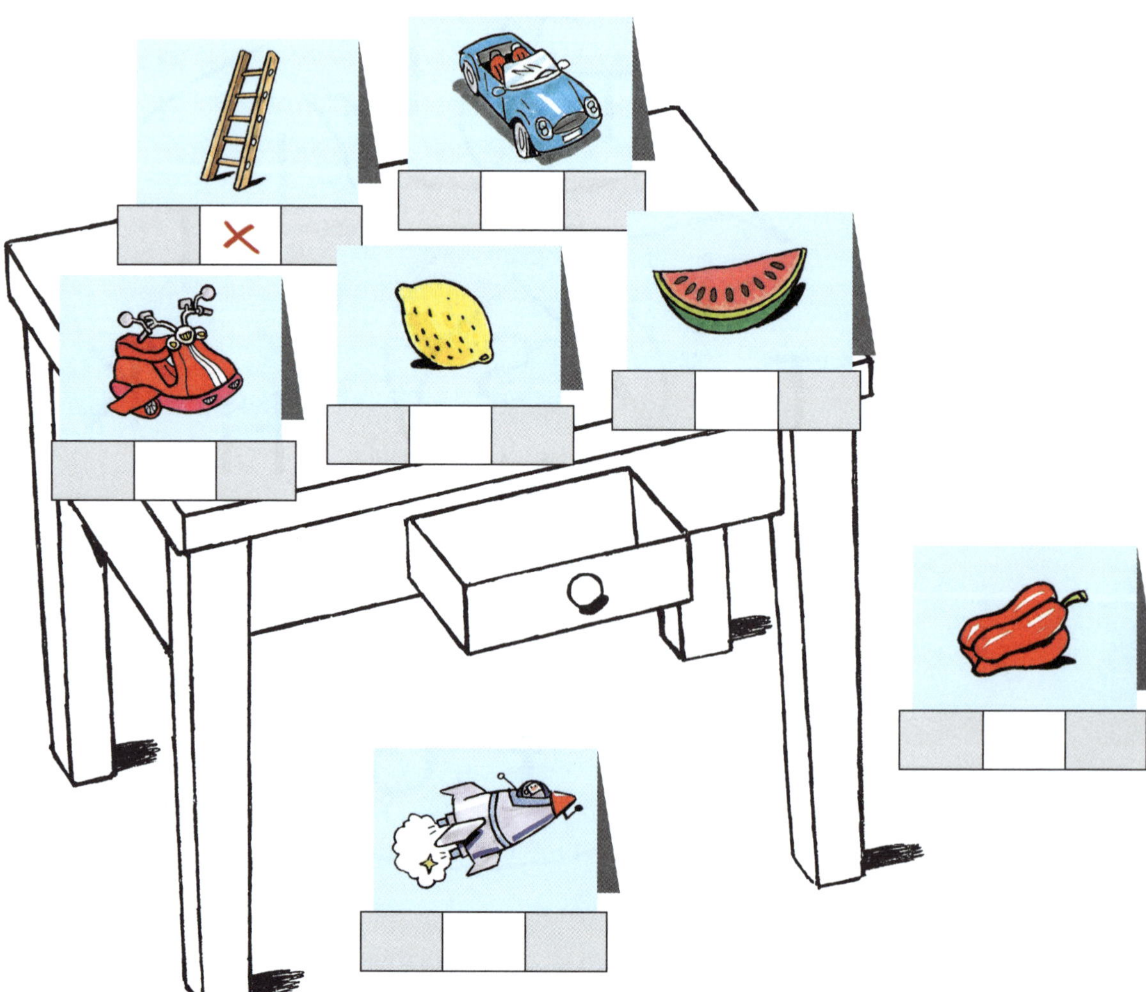

1

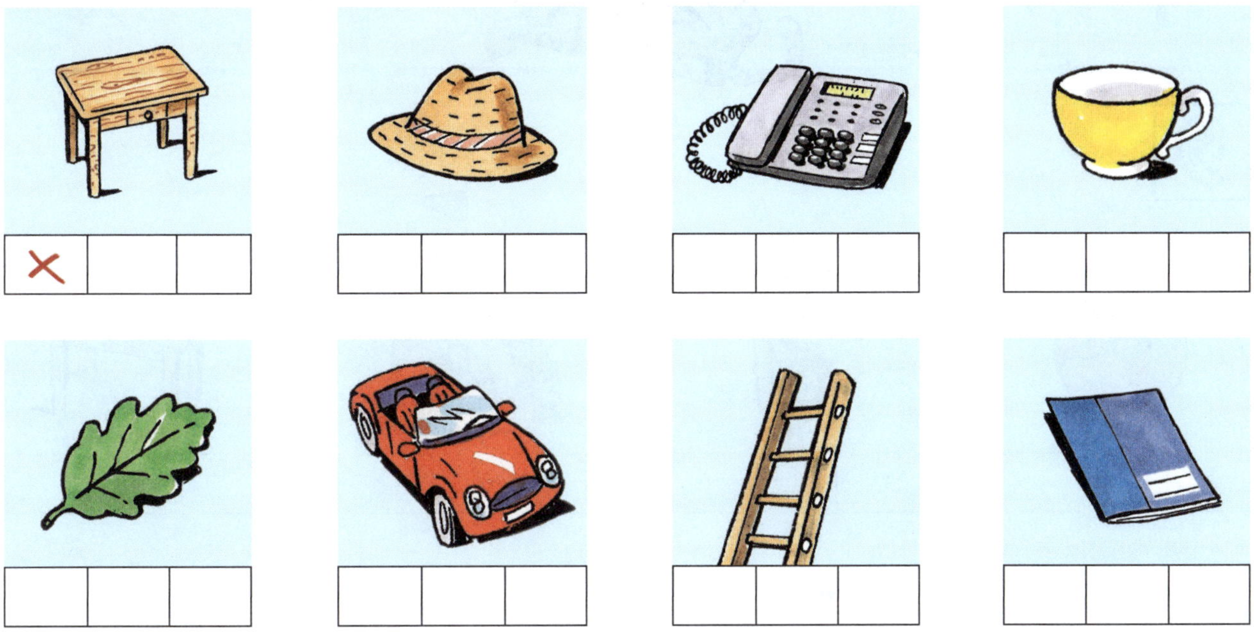

2

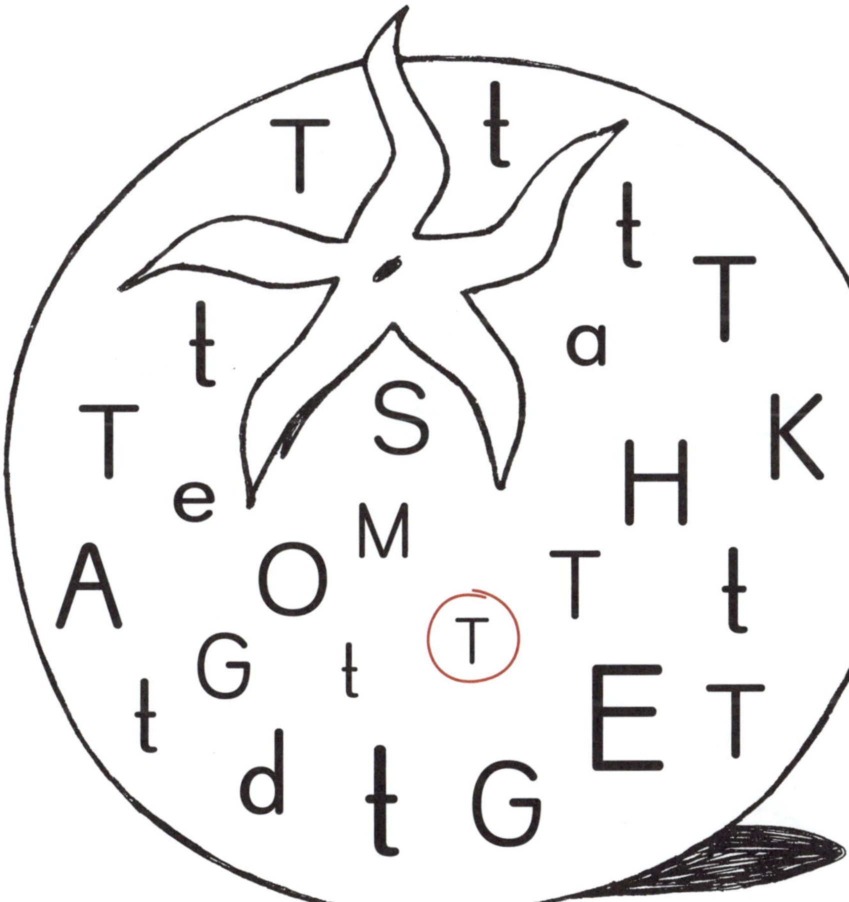

1

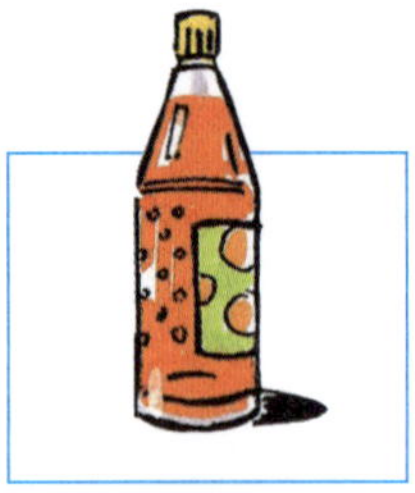 Salat

 Limo

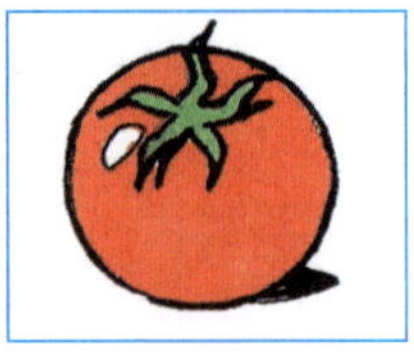 Melone

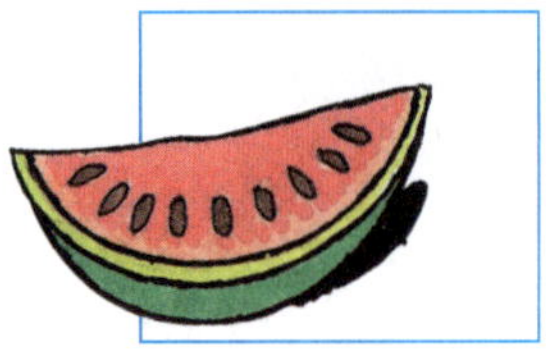 Tomate

2

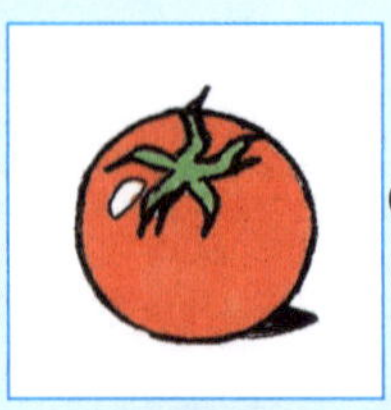
Tomate
Tamite

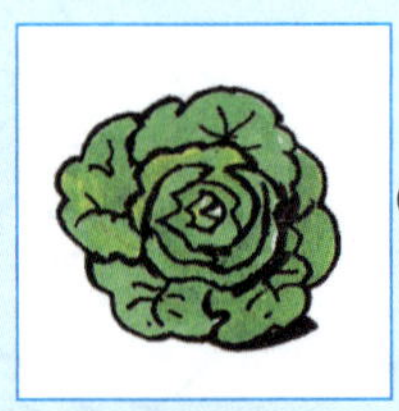
Salat
Salit

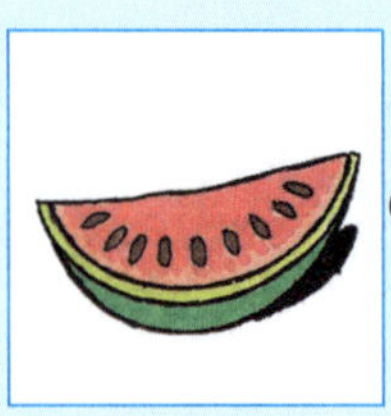
Malone
Melone

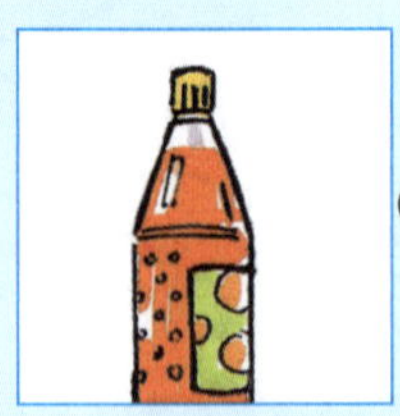
Limi
Limo

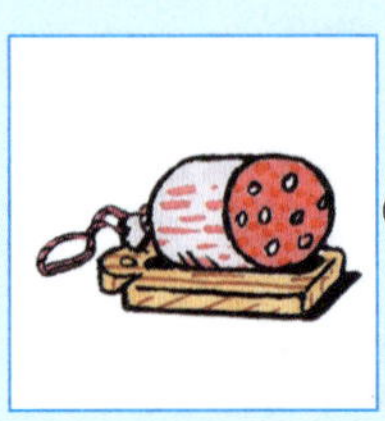
Silama
Salami

1 Male 2 Tomaten.

Male Mo mit Salami.

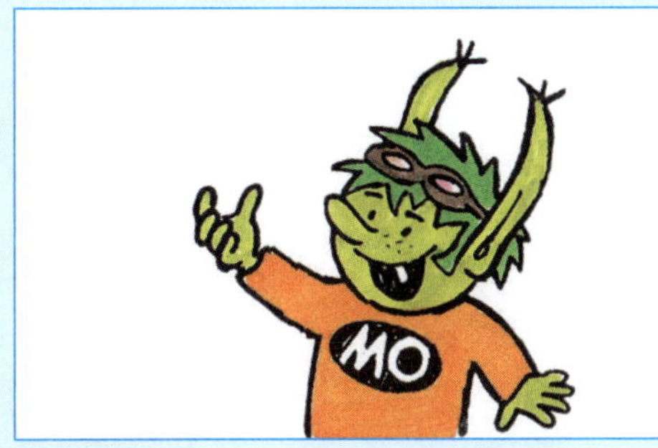

Male Mimi und Mama mit Limo.

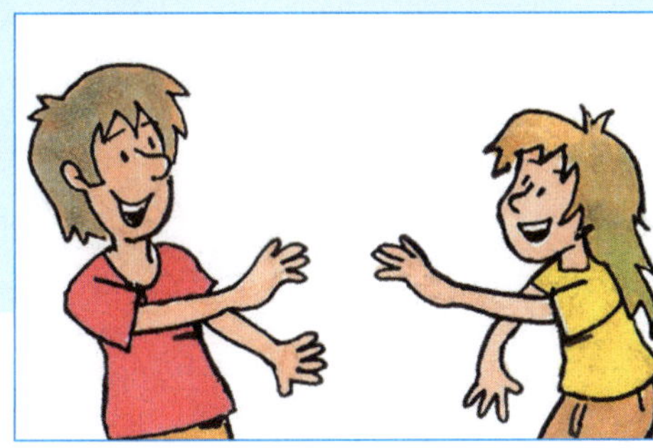

2

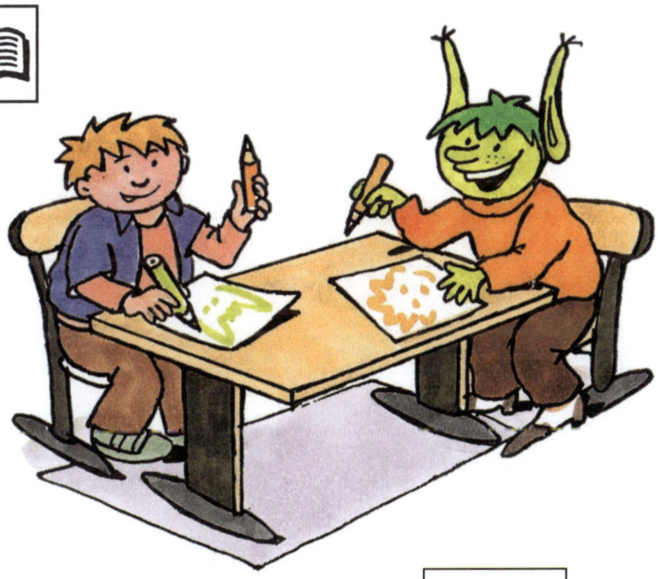

	☺	☹
Lesen Mama und Lisa?	☐	☐
Malen Mo und Sami?	☐	☐
Losen Ela und Momo?	☐	☐

R r 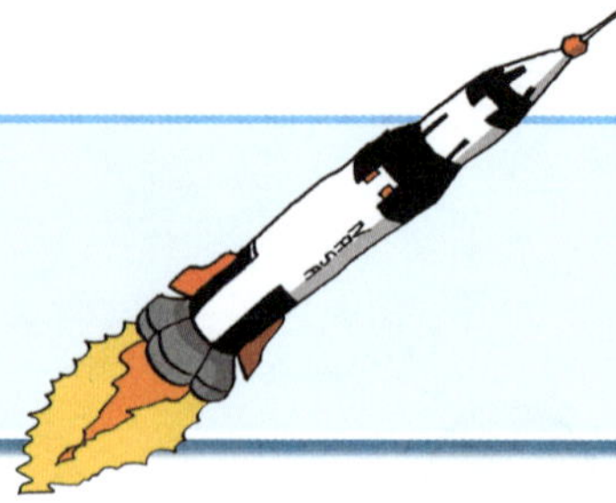 R r

1

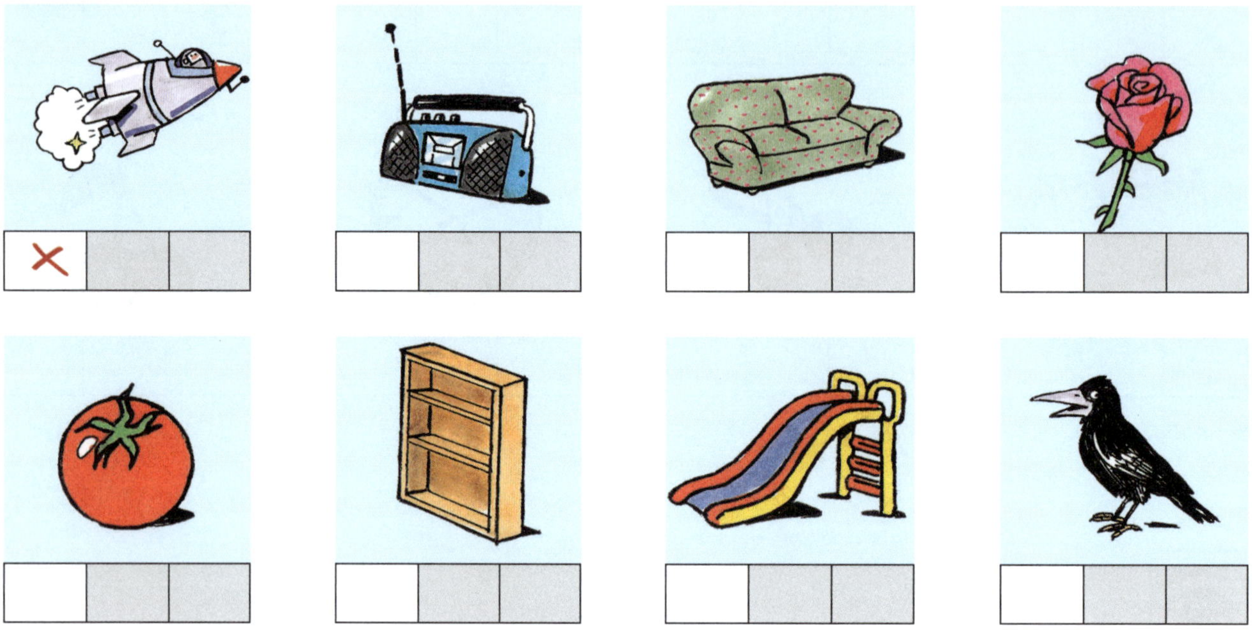

2

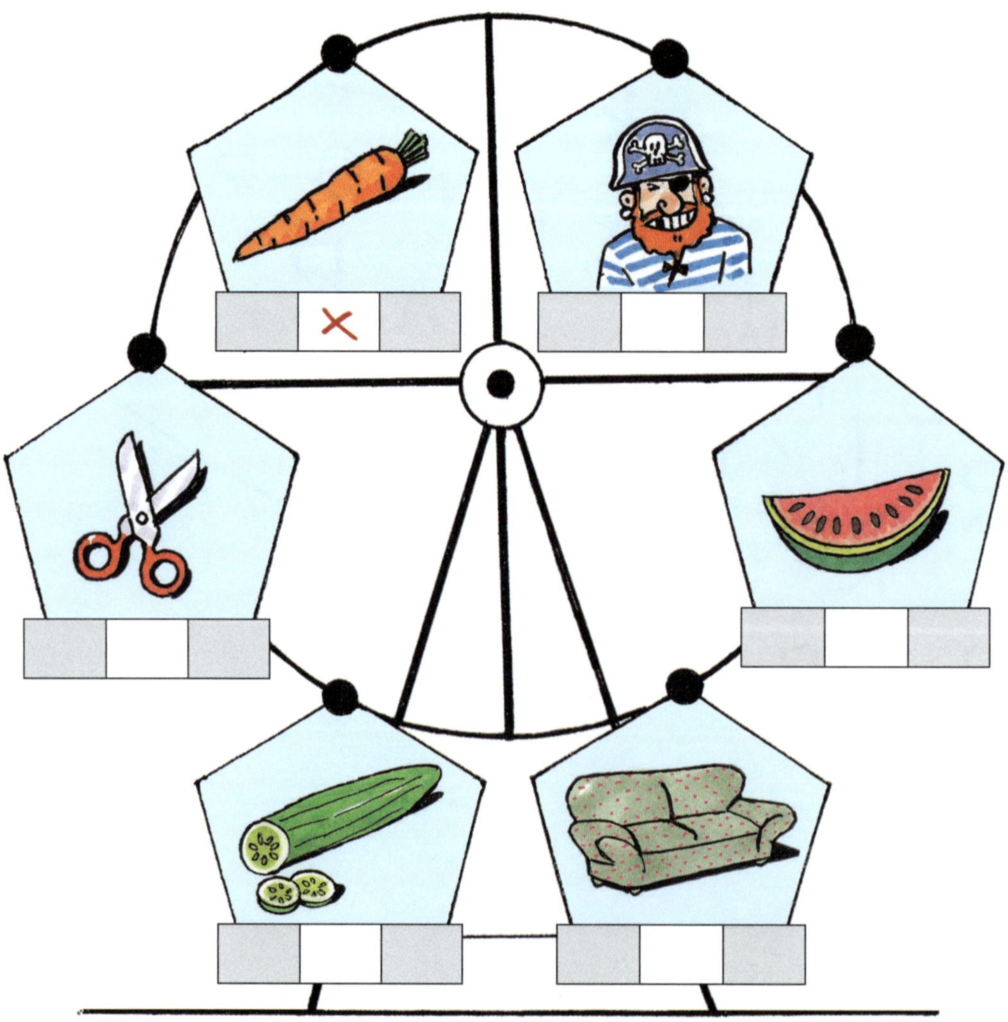

1

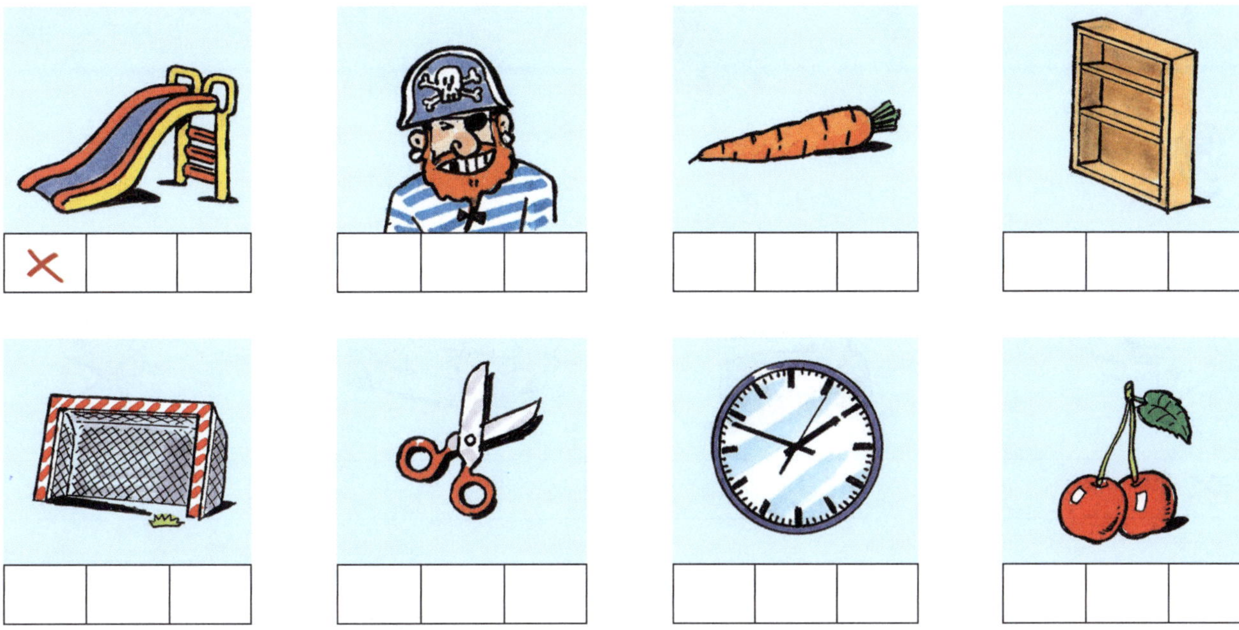

2

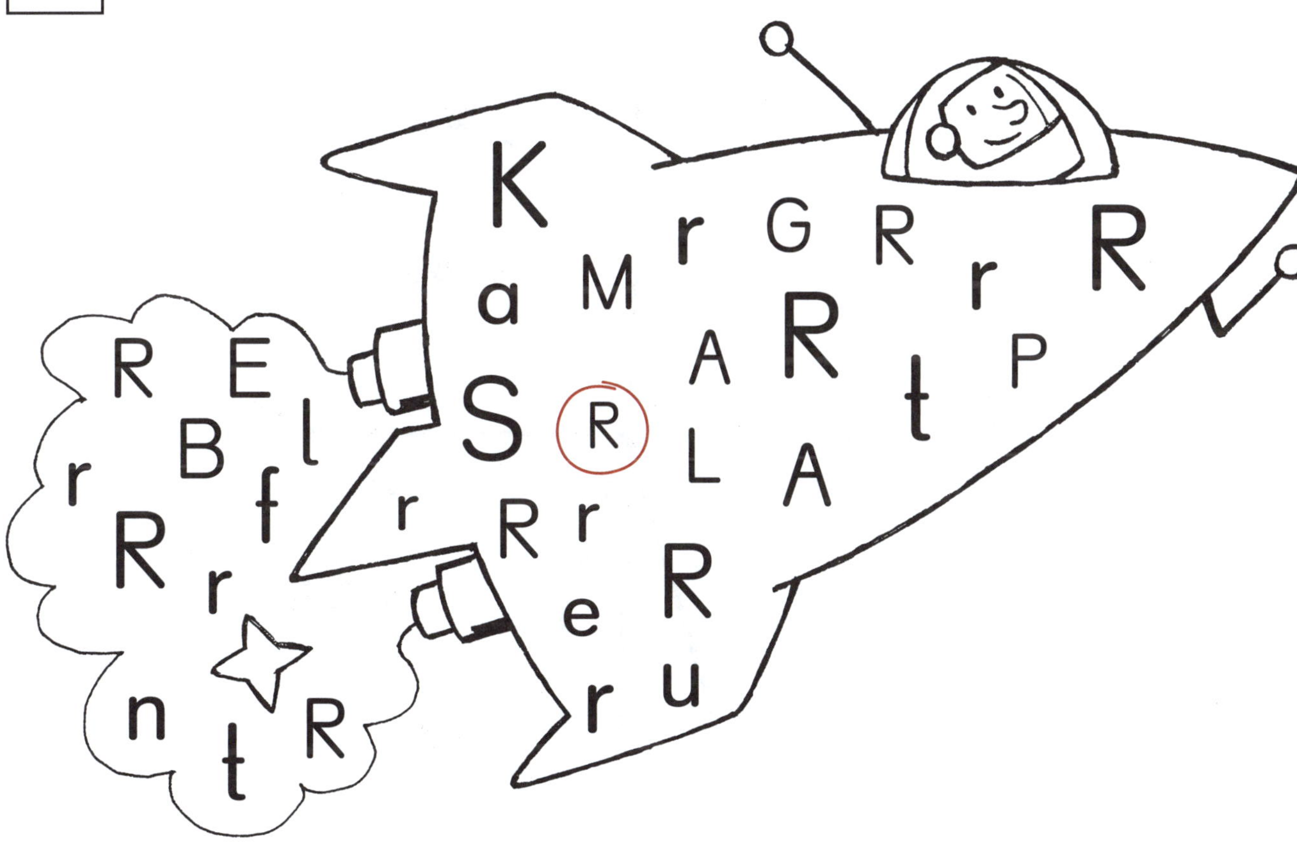

1

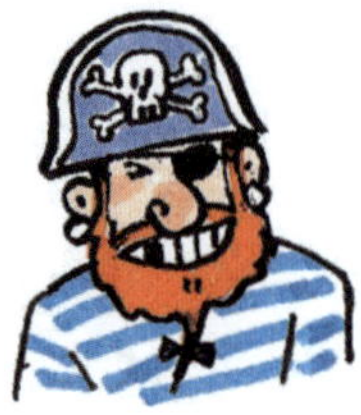

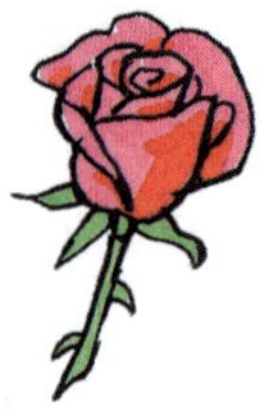

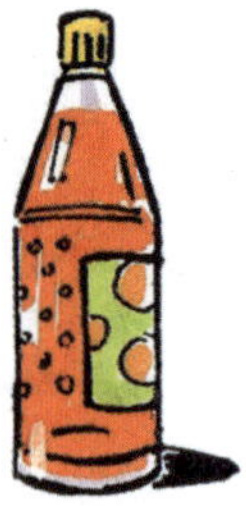

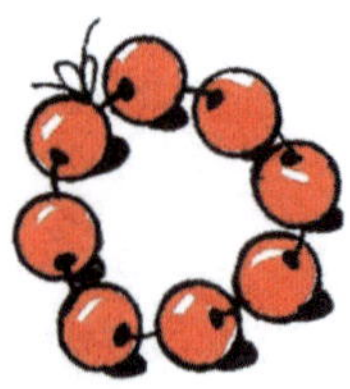

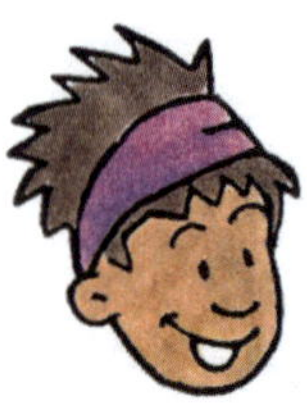

Pi	se
Ro	rat
Li	mo
Per	sa
Li	len

2

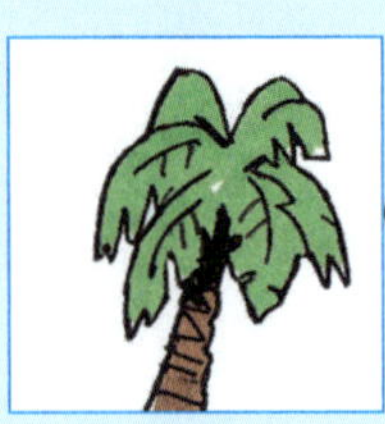

Pulme
Palme

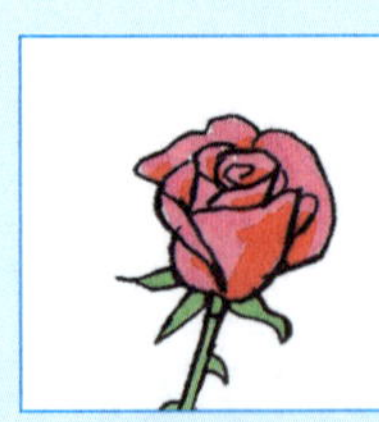

Rose
Rese

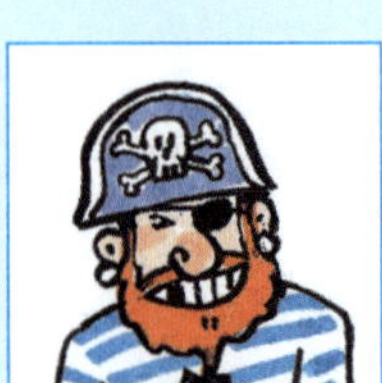

Porit
Pirat

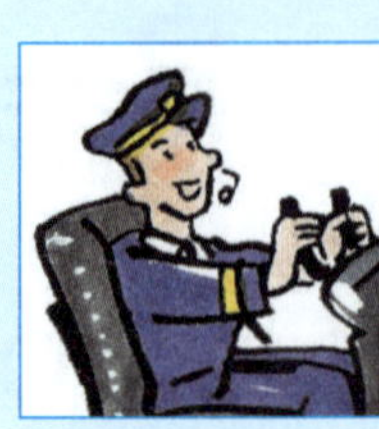

Polit
Pilot

1

Male Lisa
mit roten Perlen.

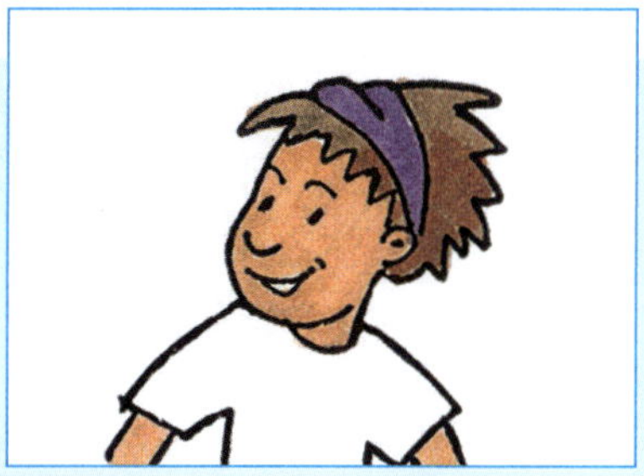

Male Mo mit Limo.

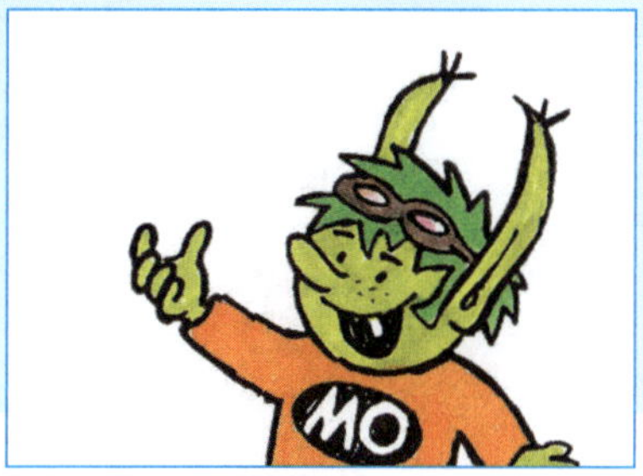

2

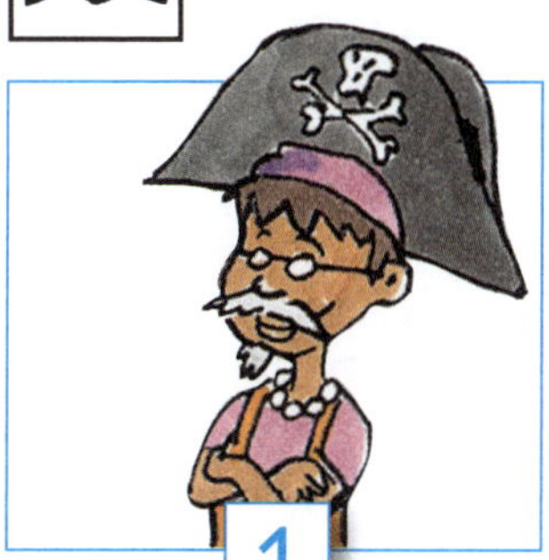

1

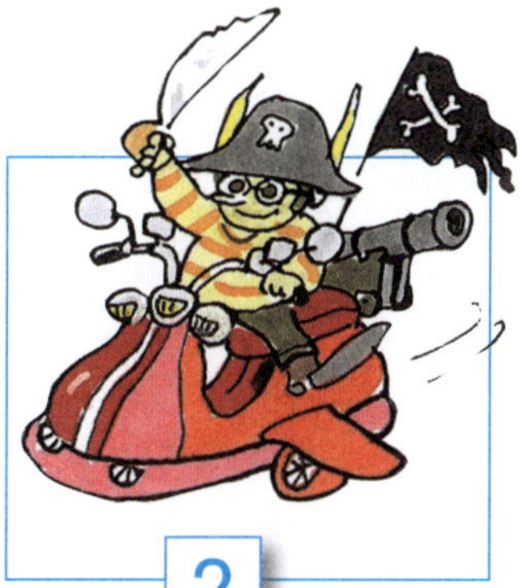

2

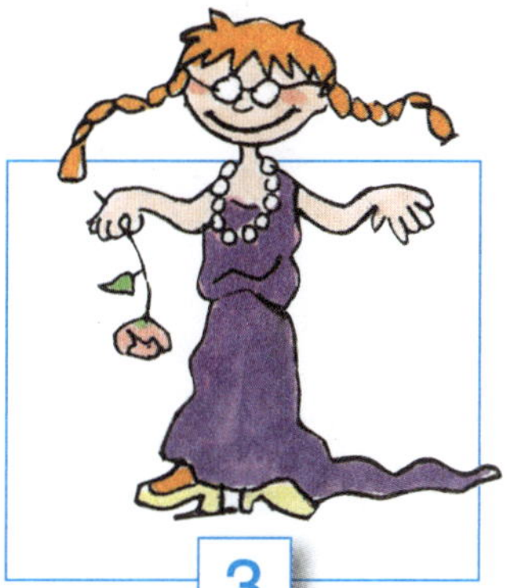

3

		☺	☹
1	Lisa mit Perlen als Oma	☐	☐
	Lisa mit Perlen als Pirat	☐	☐
2	Mo im Moto als Pirat	☐	☐
	Lisa im Moto als Pilot	☐	☐
3	Ela mit rosa Rose als Mama	☐	☐
	Opa mit rosa Rose als Mama	☐	☐

-el -el

1

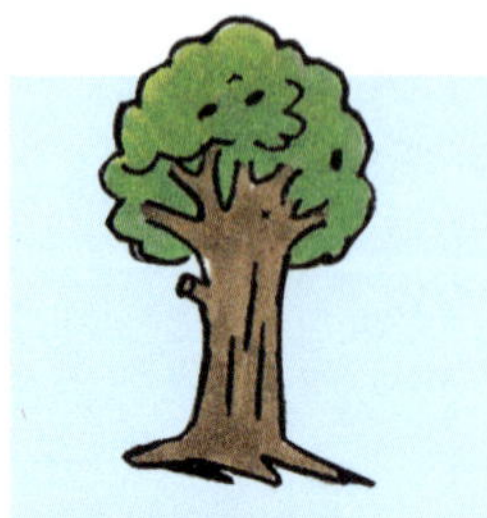
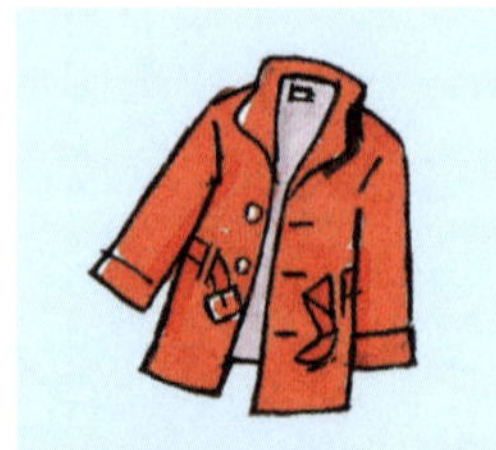
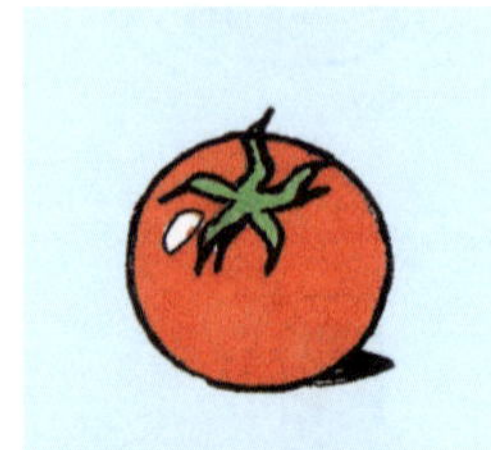
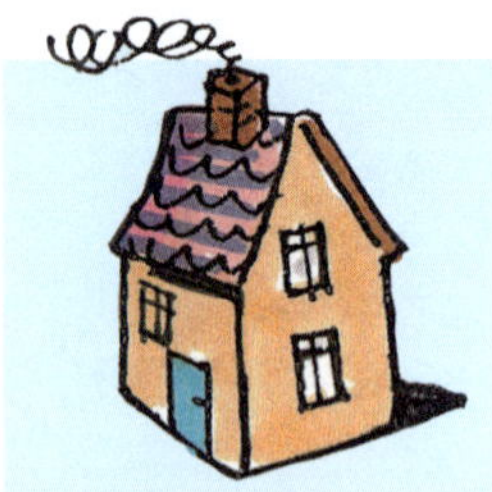
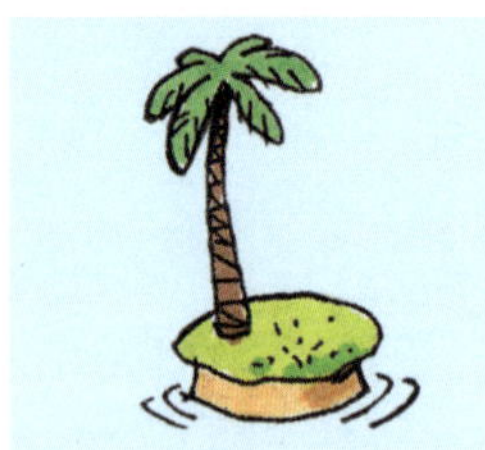
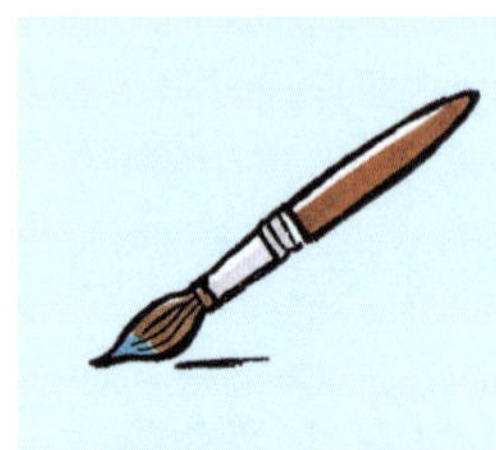
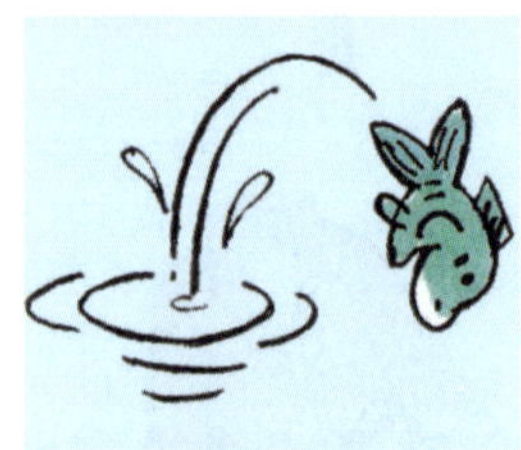

2

Mantel

Amsel

Esel

-el

Pirat

Pinsel

Palme

Ampel

Insel

1

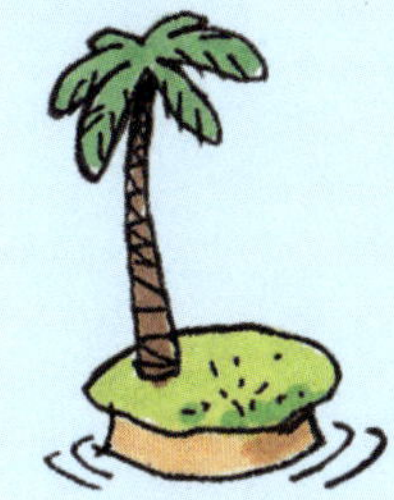

In — tel / sel — Insel

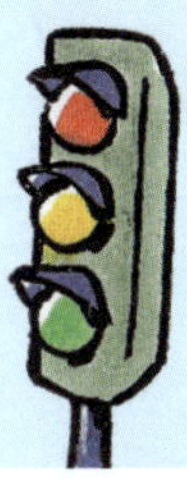

Am — sel / pel

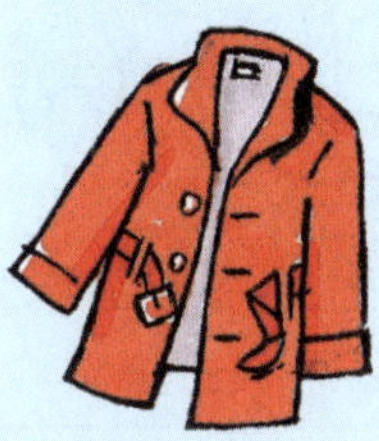

Man — tel / sel

2 Male Lisa im roten Mantel.

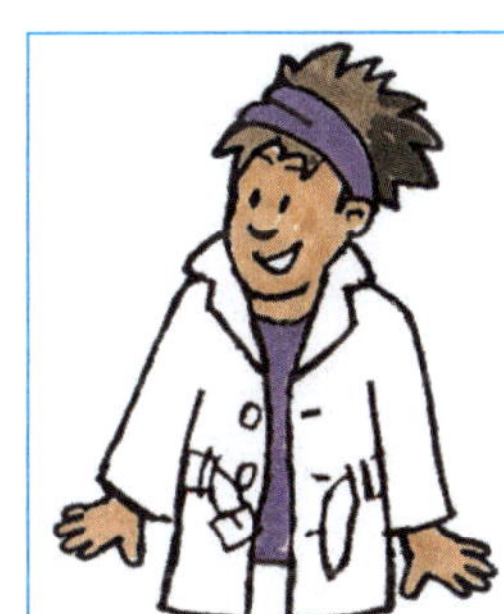

Male Sami mit Pinsel.

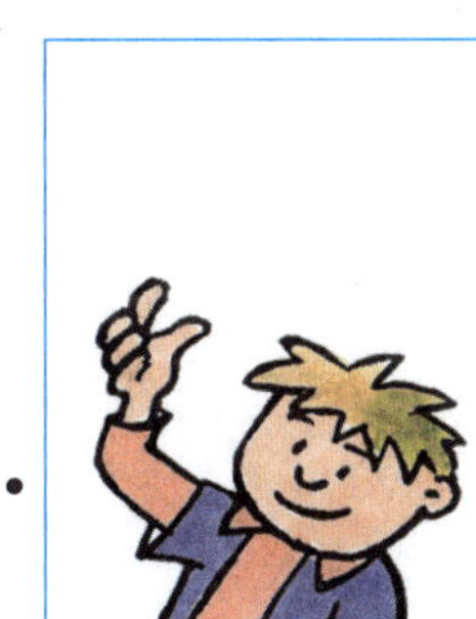

Male rote Rosen.